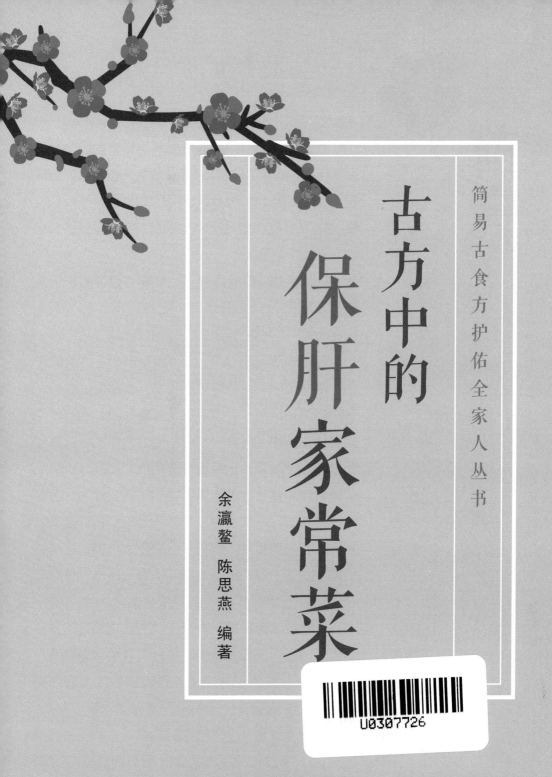

古方中的保肝家常菜

简易古食方护佑全家人丛书

余瀛鳌 陈思燕 编著

中国中医药出版社

·北京·

前言

我国传统在治疗疾病的同时，非常重视饮食的调养作用。做好了日常饮食的功课，一方面可以起到辅助治疗疾病的作用，另一方面可以起到预防疾病发生、发展的作用。这也是我国药膳食疗一直受到大众高度重视的原因。

中医认为"药食同源"，食物与药物同出于大自然，密不可分，只是具有各自的形、色、气、味、质等不同特性，本质上并没有严格区别。

食物一般偏性较轻，作用和缓，适用人群广泛，常服无碍；而药物偏性较重，食后反应强烈，有些甚至有毒性，必须对症，不宜久服。通过单纯的食物或药物，或食物与药物相结合来进行营养保健以及治疗康复，在我国传统中极为普遍。也有不少既可作为食物也可作为药物的材料，称为"药食两用材料"，在食疗中是最为常用的。如在众多的本草、方剂典籍中，枸杞子、山药、羊肉、乌鸡、桂皮、生姜、枣、椒、茴香、扁豆、薏米、甘草、茯苓、酒、醋等材料出现的频率极高。

《寿亲养老新书》中说："水陆之物为饮食者不管千百品，其五气五味冷热补泻之性，亦皆禀于阴阳五行，与药无殊……人若知其食性，调而用之，则倍胜于药也……善治药者不如善治食。"

饮食永远是一个人健康的根基。《素问·五常政大论》中说："谷肉果菜，食养尽之。"《素问·脏气法时论》中说："五谷为养，五果为助，五畜为益，五菜为充，气味合而服之，以补精益气。"

如有一些身体不适，首先要用食疗调理，食疗无效时再用药疗。唐代医圣孙思邈在《备急千金要方》中说："凡欲治疗，先以食疗，既食疗不愈，后乃用药尔。"讲的就是这个"先食后药"的原则。

基于以上的认知，我们编纂了这套图书。它针对五脏保养和常见疾病，借鉴整理了大量中医典籍古方以及流传广泛的民间验方，每方都介绍来源出处、功效、做法、材料特性以及宜忌人群，有据可查，安全可靠。在选方时贴近现代生活，尽量不选用药材繁多、制作不便者。强调古为今用，不刻板地生搬古方，对现代生活中不便操作的部分做了替代和改良，使之更加实用。

本套系列图书以古方为基础，以食疗为手段，以健康为目的，帮助人们在日常生活中加强保养，重新发现日常食物的价值，以最自然的方式，让生命更加和谐、健康、安宁。希望这些古老的智慧和经验，成为生生不息的能量之源，守护一代又一代人的健康！

编者

2020年2月于北京

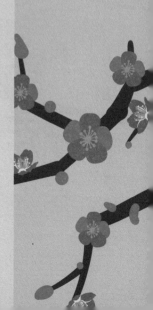

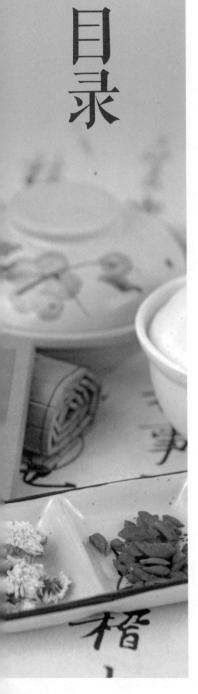

目录

壹 保肝养肝，从饮食开始

肝血旺盛，肝气舒畅，才能身体好、精神好、心情好。

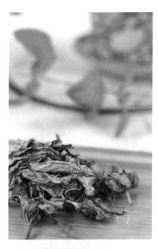

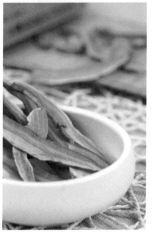

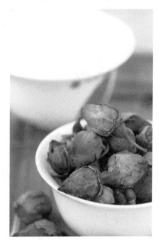

贰 补益肝血，气色红润不暗沉

用于肝血不足所致贫血、营养不良、气色晦暗、皮肤瘙痒等。

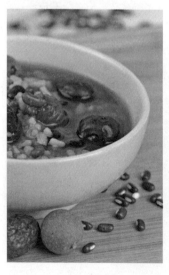
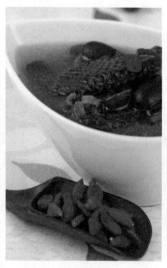
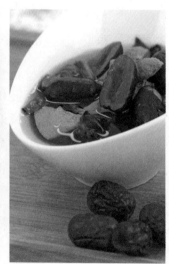

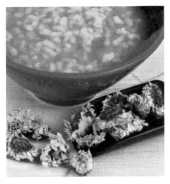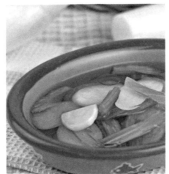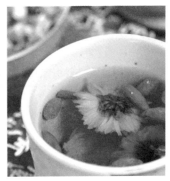

 # 平肝降火，清利头目降血压

用于肝阳上亢所致头晕目眩、头痛目赤、燥热易怒、高血压等。

肆 清热解毒，凉血止血消疮痈

用于肝热毒火所致痤疮、疔肿、乳痈及各类出血证。

 ## 伍 活血化瘀，调养肝血月经顺

用于肝血瘀滞所致月经不调、痛经、经闭、经前不适等。

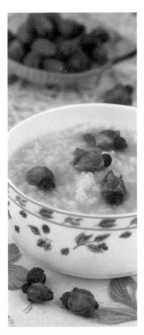
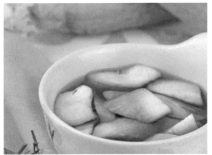
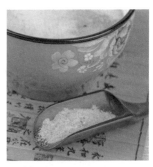
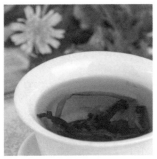
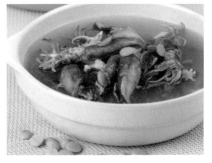

 陆 疏肝理气，气血通畅不郁闷

用于肝气郁结所致抑郁、失眠、肝胃气痛、乳房胀痛、梅核气等。

柒 肝肾同补，延缓衰老精神足

用于肝肾不足、精亏血虚所致虚弱乏力、须发早白、眩晕眼花、失眠健忘等。

 # 捌 清热利湿，消除黄疸除腹水

用于肝胆湿热所致急性黄疸型肝炎、肝硬化腹水等。

玖 柔肝保肝，慢性肝病重调养

用于慢性肝炎、酒精肝、脂肪肝、肝硬化、肝癌等。

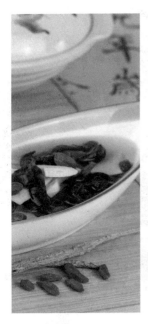
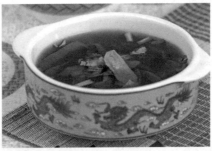
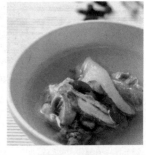
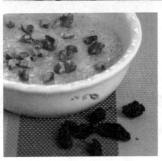
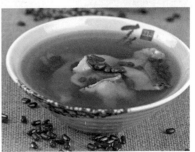

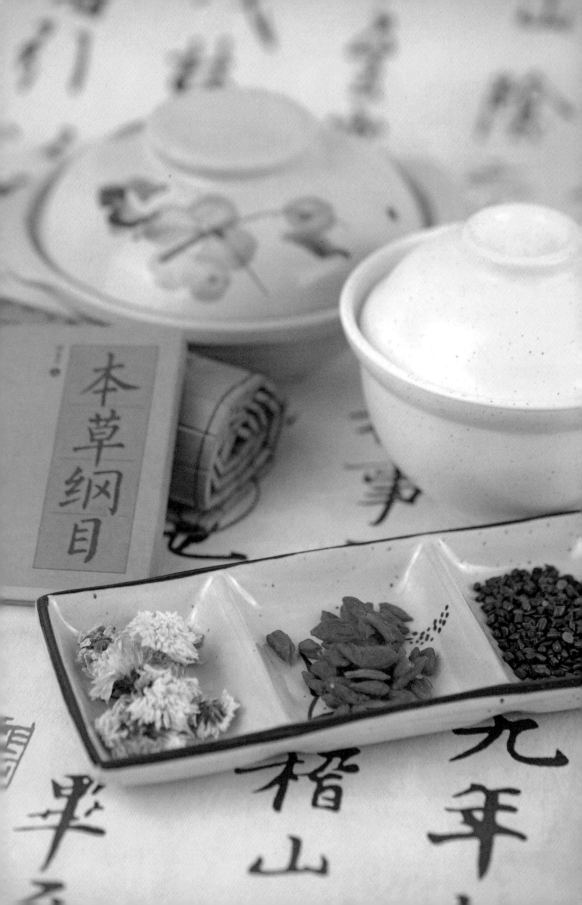

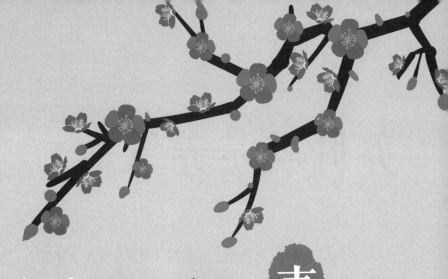

壹

保肝养肝，从饮食开始

肝血旺盛，肝气舒畅，才能身体好、精神好、心情好。

养肝就是养气血

五脏之中，以肝为贵。《素问·灵兰秘典论》中说："肝者，将军之官，谋虑出焉。"

肝的主要生理功能是主藏血和主疏泄。一方面，肝能贮藏有形之血，另一方面，肝又能疏泄无形之气，对人体气血运行起着关键作用，被称为"气血之枢"，因此，养肝就是调养气血。

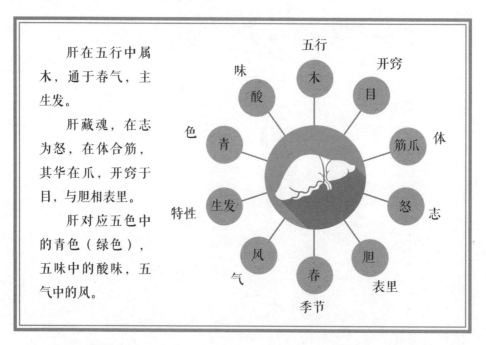

肝在五行中属木，通于春气，主生发。

肝藏魂，在志为怒，在体合筋，其华在爪，开窍于目，与胆相表里。

肝对应五色中的青色（绿色），五味中的酸味，五气中的风。

了解这些肝的特性，可以更加全面地认识到，中医中的"肝"绝不仅仅是肝脏那么简单，还涉及中枢神经、自主神经、运动系统、心血管系统、内分泌系统、生殖系统、视觉系统等其他方面。

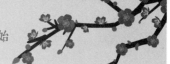

肝主藏血

肝具有储藏血液和调节血量的功能。血液生成后，一部分运行于全身，被各脏腑组织器官所利用，另一部分则流入肝储藏起来，以备应急的情况下使用。所以又有"肝为血海"的说法。

肝藏血主要有调节血量和防止出血的作用。如果肝有病，藏血功能失常，不仅会出现血液和血流方面的改变，还会影响到机体其他脏腑组织器官的生理功能。如果肝血亏虚，会产生疲倦萎靡、肌肤失养、肢体麻木、月经量少、闭经、惊悸多梦、夜寐不安等问题；如果肝不藏血、血热妄行，则可导致各种出血，如吐血、咳血、衄血、崩漏等。

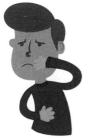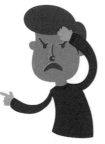

肝血不足　　　肝火过旺

肝主疏泄

"疏泄"指疏通、畅达、宣散、流通、排泄等综合生理功能。肝的疏泄功能正常，则气机顺畅，气血调和，经脉通利。若肝失疏泄，气机不畅，不但会引起情志、消化、气血水液运行等多方面异常表现，还会出现肝郁、肝火、肝风等多种肝的病理变化。

❀ 肝可调节情志

"肝者，魂之居也"。肝悲则伤魂。肝通过调畅人体气机和血流，达到影响情志活动的作用。肝的疏泄功能减退时，会导致人体气机阻滞不畅，肝气郁结，出现胸胁、两乳胀痛、情绪抑郁等状况，气郁日久，又可化火生热，导致肝火、肝风等病变。如疏泄功能太过，则易导致情志亢奋，肝火亢盛，出现头胀头痛、面红目赤、急躁易怒、高血压等症状。

肝可帮助消化

肝与胆相表里，可促进胆汁的生成和排泄。若疏泄功能不良，胆汁分泌和排泄异常，可导致黄疸、口苦、呕吐黄水、胁肋胀痛、食欲减退等消化问题。

肝还可调节脾胃气机升降，而气机不调时会导致肝脾不和或肝气犯胃，出现脘腹胀满疼痛、食少呕逆、嗳气、便秘、眩晕等症。

肝可促进气血、水液运行

肝可调畅气血运行，如肝的疏泄功能失调，会导致气滞血瘀，出现胸胁、乳房胀痛、结节肿块、月经不调等。

肝还可保证人体水道通畅，排除水湿，此功能失调时，水湿痰饮会滞于体内，而出现淋巴结节、胸腹积水、黄疸等症。

肝喜条达，恶抑郁

肝最喜舒畅通达，最怕抑郁。积极向上、心平气和、乐观开朗的情绪是肝脏正常运作的前提，而长期的情志不遂、抑郁、怨怒都会导致气机紊乱，影响血液运行，伤及肝的疏泄功能。所以，调节情志对养肝特别重要。

肝为刚脏，与怒相关

古人把肝比喻为"将军之官"，用将军的刚强躁急、好动不静的性格来形容肝的生理特性，称之为"刚脏"。

正由于肝的刚躁，肝阳易亢，肝气主动主升，与"怒"密切相关，所以，肝在志为怒。大怒可伤肝，使肝的阳气升发太过而致病。反之，肝的阴血不足，阳气偏亢，则稍有刺激，便易发怒。

刚躁易怒最需要柔润来化解，因此，滋养阴血也是柔肝养肝、疏肝理气的关键。

肝藏魂

藏象学认为，魂藏于肝中，肝为"魂之居也"。肝藏血的功能正常，则魂有所舍。若肝血不足，心血亏损，则魂不守舍、神志不安，容易出现惊骇多梦、夜寐不安、梦游、梦呓，甚至出现幻觉等症状。

肝在体合筋、爪

《素问·痿论》中说"肝主身之筋膜"，而"爪为筋之余"。因此，肝的好坏可以反映在筋膜及指（趾）甲上。

肝血足则筋腱力壮、关节自如、耐疲劳、指（趾）甲坚韧、红润有光泽。

肝血虚则筋骨乏力、易疲劳、指（趾）甲易枯萎、变形脆裂，严重者表现为肢体麻木或筋脉挛急、关节屈伸不利、痿痹、震颤、抽搐。

肝血瘀滞则筋痛、指（趾）甲青紫。

肝开窍于目

目为肝之窍，肝与目有极为密切的关系。在多数情况下，"肝受血而能视"，即视力主要依赖于肝血的滋养，所以，许多肝病往往表现为眼疾。如肝血不足易出现视物昏花、夜盲、白内障等问题；肝阴亏耗则双目干涩、视力减退；肝火上炎则目赤肿痛；肝阳上亢可能导致头晕目眩；肝风内动易导致目睛斜视和目睛上吊；肝胆湿热可致眼白变黄等。

肝与胆相表里

肝与胆在经脉上相互络属，为相互依存、相互影响的表里关系。胆功能失常，多影响肝而出现情志异常变化。如胆火旺者多肝阳偏亢、急躁易怒；胆气虚者多肝气偏衰、胆怯易惊。肝功能失常则影响胆汁分泌和排谢，造成消化不良、黄疸等。所以，肝胆也往往同病同治。

身体这些现象，是肝在发出警告

肝血不足，容颜早衰眼昏花

调养方法
益气养血，增强营养

肝血不足也叫"肝血虚"。肝为血海，有藏血功能，如果肝的藏血量不足，就不能满足机体的生理活动需要。《素问·五脏生成篇》中说："肝受血而能视，足受血而能步，掌受血而能握，指受血而能摄。"当肝血不足时，首当其冲的是眼睛、筋脉、爪甲及女性月经。

肝血虚多有早衰表现，皮肤、毛发、指（趾）甲等由于营养不足而干枯失养，血虚不荣，故面色、唇舌、爪甲淡白无华。《金匮要略》中说："色白者，亡血也。"眼睛受血不足则干涩、视力下降，女性则表现为月经过少甚至闭经，影响生育功能。

主要症状

■ 头晕眼花，双眼干涩，视力减退，视物昏暗，夜盲。

■ 面色苍白无华，皮肤粗糙干皱，毛发失养，白发早生。

■ 指甲苍白、软薄、色枯、脆裂。

■ 女性经血过少，行经期短，经闭，经间期出血。

■ 易疲乏，动作迟缓。

■ 入睡困难，失眠，易醒，多梦。

■ 舌质淡，苔白。

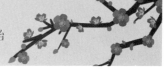

肝血虚多因失血多过或久病耗损或脾胃虚弱、气血生化来源不足所致。

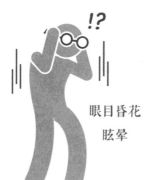

眼目昏花
眩晕

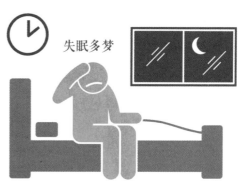

失眠多梦

血虚生风，皮肤瘙痒睡不安

血虚生风是因长期肝血不足或贫血，而使筋脉、爪甲、肌肤、头面失于濡养，产生手足震颤、肌肤麻木等虚风内动之证。

肝血不足，不能上润头目脑髓，故头晕眼花，视物模糊，耳鸣如蝉。肝虚则头晕，《素问·至真要大论》中说"诸风掉眩皆属于肝"，肝血不足则生风，风动则眩晕。血虚不养肌肤，生风化燥，故皮肤瘙痒，皮肤病多发。阴血不足，心神失养，故心悸失眠。

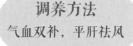

皮肤瘙痒
皮疹

调养方法
气血双补，平肝祛风

主要症状

■ 四肢麻痹，手足震颤，痿痹，中风。

■ 筋脉拘急，关节屈伸不利，手抽搐如鸡爪状，又称"鸡爪风"。

■ 眩晕，眼花，头痛，耳鸣。

■ 皮肤干枯、瘙痒，皮疹、风疹、疮癣等皮肤病多发。

■ 惊悸多梦，夜寐不安。

肝阳上亢，烦躁易怒气性大

肝阳上亢为肝的阴虚阳亢状态，又称"肝阳上逆"或"肝阳过旺"。

肝阳上亢表现为明显的热象。血随上亢的肝气发生逆乱，常上扰头部，出现头晕、头痛、面红、目赤、耳鸣等不适。肝藏魂，肝阳上亢会使神魂不安，导致急躁易怒、失眠多梦、心烦等精神状态失调。

肝阳上亢多为肝肾阴亏，以致肝阳升动太过所致，或因郁怒焦虑、气郁化火、耗伤阴血、阴不制阳而成。再加上房劳过度、久病耗损阴液等原因，可能会加重。

急躁易怒

主要症状

■ 容易激怒，爱发脾气，心烦或躁扰发狂。

■ 头晕目眩，头痛。

■ 肋痛。

■ 目痒，目胀，目赤肿痛，视物不清。

■ 耳鸣，耳聋。

■ 血压升高，面红目赤。

■ 失眠多梦。

■ 口干舌燥，咽干口渴。

■ 面部油腻，痤疮多发。

■ 五心烦热（双手心、双足心、心脏）。

■ 女性月经提前，经血量多，行经期长。

■ 舌红少苔。

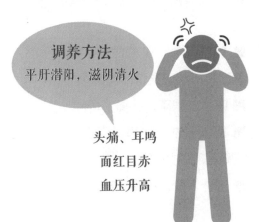

调养方法
平肝潜阳，滋阴清火

头痛、耳鸣
面红目赤
血压升高

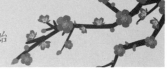

血热妄行，身体各处易出血

当肝的藏血功能减弱而疏泄功能太过时，则血行逆乱，容易出现各种出血证。

如气逆于上，则出现吐血、鼻出血、咯血、齿血、眼有血丝或有皮下出血点；气乱于下，则尿血、便血、女性月经过多、崩漏，多伴有心烦、口渴等热证表现。

血热妄行多因肝血不足、肝体失柔、肝气升泄太过、阳亢风动等原因所致。外因则多为过度劳累、过食辛热食物、恼怒伤肝、房事过度等因素，应小心避免。

经期提前，行经期长
月经量过多，淋漓不断

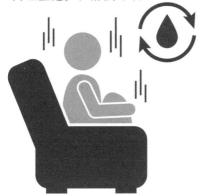

调养方法
清热解毒，凉血止血

吐血
鼻出血
咯血
牙龈出血
眼出血
皮下出血

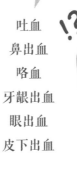

主要症状

■ 皮下出现小红点或黑紫色斑疹。

■ 吐血，咯血。

■ 鼻出血，牙龈出血，眼白有血丝。

■ 尿血，便血，痔血。

■ 女性月经提前，经量过多，颜色深红或紫，行经期长，淋漓不断，崩漏。

■ 发热，神昏，心烦，口渴，便秘。

■ 舌色深红，苔黄。

肝气郁结，心情抑郁气不顺

肝气郁结是由于肝的疏泄功能失调，导致人体气机紊乱，气机不畅而瘀滞，也称为"肝郁"。多是由于气机不顺、长期精神不舒畅或突然受到精神刺激、又发泄不出来造成的。常表现为抑郁、月经不调、偏头痛等，女性更为多见。

肝郁也常表现为胁肋、乳房及小腹胀痛。由于肝经经过乳头，所以，乳房病变与肝有密切关系，多由于情绪波动过大、长期肝气郁结所致。

肝郁还有一个异常表现，中医称为"梅核气"，即咽喉中有异物感，如梅核大，吐之不出，咽之不下。多因肝气挟痰上逆、痰气郁结于咽喉所致。若痰气积聚于颈部，则易生瘿瘤（甲状腺肿瘤）。

心胸烦闷
抑郁

主要症状

■ 头胀，头痛，偏头痛。

■ 精神萎靡，抑郁，生闷气。

■ 情志不舒，心胸烦闷，经常叹气。

■ 烦躁易怒，情绪波动大，失眠。

■ 胁肋胀满，疼痛不舒。

■ 乳房胀痛，乳腺增生，乳房有结节或硬块、肿瘤。

■ 小腹胀痛不适。

■ 咽喉异物感，吐不出，咽不下，甲状腺有结节、肿瘤。

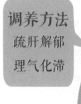

调养方法
疏肝解郁
理气化滞

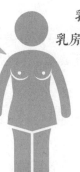

乳房胀痛
乳房结块、囊肿
乳腺癌

咽喉异物感
（梅核气）
甲状腺肿瘤

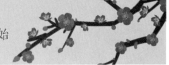

肝血瘀滞，月经不调多瘀斑

月经不调

气郁日久造成肝气疏泄失常，血行不畅，就会引起血瘀，即由气滞而致血瘀。此外，外伤、感受寒邪、痰浊内阻等原因也可引起血瘀。

调养方法
活血化瘀
理气止痛

通则不痛，痛则不通。气血瘀滞容易引起疼痛，如痛经、腹痛等。对于女性来说，月经不调、痛经、闭经、偏头痛等状况也经常发生。

肝血瘀滞还表现为"肝病面容"，如皮肤瘀青，面色、唇色、舌色、爪甲暗沉，严重黑眼圈，有色斑、蝴蝶斑、老人斑或难以消除的暗疮，有面部蛛丝、蜘蛛痣、肝掌等肝病特征。

由于血瘀常与气滞有关，所以，在调理时应理气和化瘀同时进行。

主要症状

■ 面色晦暗、青黑，面部有瘀斑，黑眼圈明显。

■ 面部有红色蛛丝，多见于两颧部及鼻翼两侧。常为慢性活动性肝炎或早期肝硬化。

■ 皮肤有蜘蛛痣，多在面、颈项、胸背部皮肤下，如蛛纹环绕，多有肝病。

■ 肝掌，在手掌大小鱼际处，赤如朱砂，又称"朱砂掌"，多有肝病。

■ 指（趾）甲青紫。

■ 小腹刺痛。

■ 女性痛经、经水色暗、有血块。

■ 舌质紫暗或有瘀斑。

■ 或有肝脾肿大。

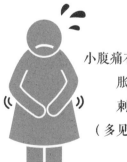

小腹痛有胀痛、刺痛之分：
胀痛者多为气滞
刺痛者多为血瘀
（多见于女性痛经等症）

肝气犯胃，消化不良食欲差

调养方法
疏肝理气
和胃降逆

肝的疏泄功能失调，一方面影响胆汁的正常分泌和排泄，从而影响消化功能，另一方面，郁结的肝气横逆犯及紧邻器官——胃，造成胃失和降，消化功能降低，出现胃病症状，称为"肝气犯胃"或"肝胃不和""肝胃气滞"。多因情志不遂、气郁化火或寒邪内犯肝胃而发病。

肝气犯胃以胸胁胃脘胀满疼痛、呃逆、嗳气、呕吐为主要表现，这是由于肝气横逆，气滞于胃，胃气上逆造成的。气郁胃中而生热，会引起吞酸嘈杂。这些症状往往随着情志不畅而反复发作或加重，如一生气或烦闷时就呕逆、吃不下饭。

主要症状

■ 胸胁、胃脘胀满疼痛。

■ 嗳气，呕逆，吞酸嘈杂。

■ 食欲不佳，口淡乏味或口苦。

■ 食少，厌食，消化不良。

■ 大便溏薄，腹泻或便秘。

■ 四肢倦怠乏力。

■ 多有慢性肝炎、肝硬化、慢性胃炎等疾病。

胃脘胀痛
呕逆，嗳气，吞酸嘈杂
食少，厌食

（嗳气指气由胃中向上出于咽喉而发声，是由于肝郁气滞横犯脾胃、胃气不降、气逆而上所致）

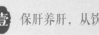
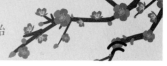

肝胆湿热，目黄尿黄多肝病

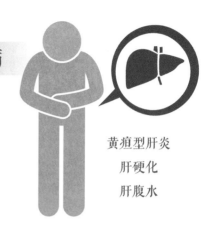

黄疸型肝炎

肝硬化

肝腹水

湿热之邪蕴结于肝胆，会使肝胆功能失常。肝与胆互为表里，相互影响。如肝气郁滞、疏泄失常，易导致胆汁排泄不畅，出现胁痛、口苦、黄疸、呕吐等症状。

肝病累及脾胃，使运化功能受阻，聚湿生热，尤其影响脾胃升降功能，易导致厌食油腻、恶心呕吐等症状。

湿热郁结、气机不畅、气滞血瘀、通于胁下时，即形成肿块，多为肝硬化或肝脾肿大。

肝经湿热下注，还会造成水湿运化失常，停留于体内，形成腹水，这是重症肝病的表现。

由于肝经经过外阴处，因此，肝经湿热下注还会造成睾丸肿痛、疝气等外生殖器病症。

主要症状

■ 右胁胀痛，脘腹满闷，重者腹部鼓胀（气胀或腹水），为重症肝病或肝硬化腹水。

■ 肝区有肿块，按之胀痛，多见于肝硬化、肝脾肿大。

■ 食少纳差，倦怠乏力。

■ 厌恶油腻食物，甚至闻见油腻气味即恶心呕吐，口苦，吐黄水。

■ 出黄疸，目黄或身目俱黄，小便黄赤，色鲜明如橘子色，多为黄疸型肝炎或重症肝炎。

■ 大便黏滞臭秽或便溏腹泻。

■ 睾丸肿胀热痛，阴囊湿疹，疝气，带下黄臭，外阴瘙痒。

■ 舌红，苔黄腻。

调养方法
清热利湿
疏肝利胆

肝病偏爱这些人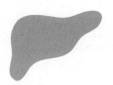

情志不遂、抑郁寡欢者

　　如果长期生闷气、心情不畅、闷闷不乐，易导致肝气郁滞。气滞则血瘀，水邪停积，郁久则化火，皆为伤肝的元凶。尤其是女性，肝气郁结、肝血瘀阻是造成抑郁症、偏头痛、月经不调、乳腺疾病及其他妇科病的重要因素。

性格急躁、容易暴怒者

　　怒则伤肝，暴怒会导致肝火亢盛或肝气郁结。气生百病，尤其容易肝气犯胃，严重影响消化功能。此外，气、急、怒等不良情绪还容易造成肝阳上亢，出现血压飙升、眩晕、目赤、脑出血、吐血等。因此，性格急躁易怒者最好加强修养，调整心态，少动肝火。

过度劳累、加班熬夜者

　　过度劳累，如繁重的体力劳动、脑力劳动或性生活过度，都会使机体长期处于超负荷状态，导致肝血亏虚、机体抵抗力下降，引起慢性肝炎、肝硬化。长期加班熬夜最易损肝血。凌晨1~3点时肝经最旺，是养肝血的最佳时刻，如果此时不睡觉，容易造成肝血亏虚、肝阴损耗，易生肝病。

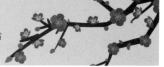

久坐不动、过于安逸者

久坐不动，体力活动过少，易导致气滞血瘀，情绪抑郁，肝脏疏泄和解毒功能下降，人体免疫力低下，对脾胃功能及视力也十分不利。"宜常小劳，莫至大疲"，适当进行体力活动和锻炼，有助于活化气血、调养精神。

长期吸烟、酗酒贪杯者

肝为刚躁之脏，长期吸烟会加重肝脏阳亢阴虚的状况，且烟草中大量有毒物质会加重肝脏解毒排泄的负担，造成肝功能受损，引发肝硬化、肝癌等疾病。

少量饮酒有利于通经升阳、活血化瘀，但长期饮酒过量，肝脏代谢酒精的能力会受损，解毒能力差会致毒素瘀积，引发酒精肝、肝硬化，对肝是巨大伤害。

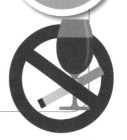

暴饮暴食、饮食不洁者

暴饮暴食或饮食不规律、过于油腻，均会使肝气失调，疏泄功能受损，影响胆汁分泌，进而引起消化不良、脂肪肝、胆囊炎等肝胆疾病。食用不洁食物或过食生猛海鲜也是引起肝毒积聚、引发急慢性肝炎的重要原因。

滥用药物者

"是药三分毒"，不论中药、西药，其毒素大多要通过肝、肾来代谢。如果长期滥用药物，很容易造成肝功能受损，引发药物性肝病。

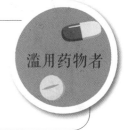

男女老少，养肝侧重有不同

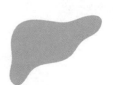

　　男、女、老、少，不同性别、不同年龄的人，有不同的身体特点和养肝需求。如中年男性是各类肝病的高发人群，伤肝的坏习惯也最多，重点在保肝防病。女性本身以血为主，养肝更是重头戏，重点在养血调经。青少年重在去肝火、疏肝气，调理好情绪。老年人则重在肝肾同补、延缓衰老、延年益寿。

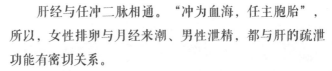

肝、肾联合作用，保证正常性功能

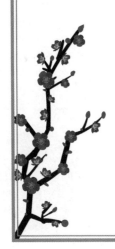

　　肝经与任冲二脉相通。"冲为血海，任主胞胎"，所以，女性排卵与月经来潮、男性泄精，都与肝的疏泄功能有密切关系。

　　肝的疏泄功能正常，气机通畅，冲任气血调和，则女性能按时排卵、行经，男性能控制正常的泄精。当然这一生理功能是在肾气充沛的前提下完成的，肝肾的联合作用才能保证正常的性功能和生育能力。朱丹溪在《格致余论》中说："主闭藏者，肾也；司疏泄者，肝也。"如果肝的疏泄功能或肾的闭藏功能失调，均可导致女性月经不调，男性遗精、早泄等病症。

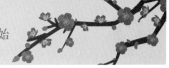

女子以肝为先天

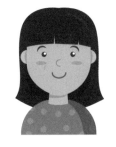

调养重点
补益气血
理气解郁

肝为血海，主藏血，濡养任冲二脉，女性的月经是否正常调和、能否正常孕育，都与气血是否充足、顺畅有极大关系。因此，又有"女子以肝为先天"的说法，可见肝对于女性保养的重要程度。

肝好才漂亮

肝的健康反映在面色、眼睛、筋脉、爪甲上。肝有病变时，多出现异常面容：面色或白，或黄，或青紫黧黑，皮肤失养干皱，毛发干枯，目暗不明，指（趾）甲脆裂；肝郁者则多痤疮、色斑、皮疹等皮损。这些都严重影响外表，造成容貌不佳或早衰。所以说，女人肝好才漂亮，养肝就是最好的美容法。

补益气血

女为阴体，以血为要。女性每月都有月经失血，再加上生育、哺乳等生理需求，很容易耗阴伤血，出现肝血不足或亏虚的状况。在月经方面，则表现为月经推后、量少甚至闭经，影响正常孕育。所以，女性调养应重在"补益气血"，保证气血充足。

疏肝解郁

女性比较多愁善感，容易因情志不遂而肝郁气滞、肝血瘀阻，出现情绪低落、烦闷等抑郁状态，还容易引起乳房胀痛、肿块、胸腹胀痛、月经不调、痛经、梅核气等问题。此类女性养肝应以"疏肝解郁、活血调经"为首要原则。保持良好的心情、把气理顺是最好的养肝方法。

男性保肝防肝病

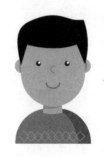

调养重点
保肝防病
节欲保精

从临床统计来看，肝病格外青睐男性，如急慢性肝炎、脂肪肝、酒精肝、肝硬化、肝癌等，男性患病率均明显高于女性。

肝病的特点是迁延难愈，并随着时间推移日渐加重。因此，男性首先要加强预防，如已患肝病，则更要严加控制，延缓其发展、恶化。

改掉不良生活习惯

男性肝病高发的原因很多。一是从遗传上，男性往往更多地继承家族肝病基因；二是男性对外接触较多，被传染肝病的风险也更高；三是男性在日常生活中有更多伤肝的坏习惯，如抽烟、酗酒、饮食油腻、生活不规律、卫生习惯差、过度劳累、容易暴怒等。除去不可控制的因素，在生活习惯方面的因素还是可以改善的。

节欲保精

房劳过度，性生活不节，不仅易耗损肾精，也会损伤肝脏，造成肝肾两亏。由于肝肾精血同源，可以互相滋生转化，一荣俱荣，一损俱损，因此，保肝也要注意养肾。如阳痿、遗精等问题也与肝病有关。尤其是已患有肝病者，性生活过度可能使肝病复发或迁延难愈。节制房事以保精，减少气血损耗，是保肝防病之法。

> 酒后入房更易导致肝阳耗竭，尤应避免。《寿世保元》中说："大醉入房，气竭肝阳，男子则精液衰少，阳痿不举；女子则恶血淹留，生恶疮。"

老人养肝重补益

老年人肝肾皆有不同程度的不足或亏虚，由于精血同源，肝肾应同时滋补，才能起到缓解衰老、延年益寿的保健效果。

补肝肾、强气血应增加饮食营养，不要过度节食或全素饮食，最好荤素搭配，营养均衡。老年人气血虚弱，即便有虚热上火症状，也应以滋阴补益为主，尽量少用寒凉泻热的材料。

老年人多患有慢性疾病，要注意合理用药，避免因滥用药物造成肝肾损害，哪怕是中草药、保健品，也不可长期过量服用。

此外，保持乐观豁达的心态非常重要，不急、不怒、不烦、不忧，宁心静气才能肝血和顺。

青少年养肝降火气

青少年血旺气盛，最容易出现肝火过旺的问题。尤其是青春期的少男少女，多见满脸痤疮、视力下降、脾气火爆或抑郁多愁，这些都与生长期肝经过亢有关。因此，青少年养肝的重点是平抑肝火、稳定情绪。

青少年学业繁重，精神紧张，身心调节能力又较差，应注意劳逸结合，加强户外运动，保证睡眠和休息，给身心减减压。

可以多吃些益肝养血的食物，多吃蔬菜、瓜果以解油腻，去肝胃火气。还可多喝一些花草茶来疏肝理气、平肝降火、解表除烦，对调理情绪烦躁、抑郁、痤疮等均十分有益。

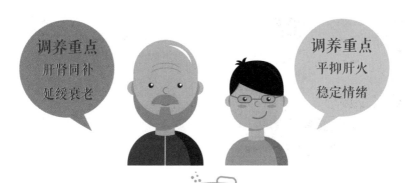

调养重点
肝肾同补
延缓衰老

调养重点
平抑肝火
稳定情绪

饮食保肝，最佳调养之道

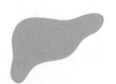

食疗保肝，安全有效

食疗胜药疗，慢养胜猛药。日常饮食细水长流，对证滋补，既能起到预防疾病和改善不适症状的调养效果，又避免了药物的苦涩和副作用，是美味、健康可以兼得的好方法。

药膳食疗不同于单纯的药物治疗，一般会选择药性比较和缓的药材。一般多为药食两用材料，如枸杞子、菊花、桑椹、五味子、乌梅、山楂、灵芝等。药食两用材料的药力虽和缓，但长期服用安全有效，养肝保肝效果好，不会给肝脏增加负担，更能避免肝损害。

食疗保肝的效果并非立竿见影，需长期坚持才能见效。食疗对轻症者效果较好，而对于中重症肝病或相关疾病患者，还需在专业治疗的前提下，把食疗作为辅助手段，切不可代替药物治疗。

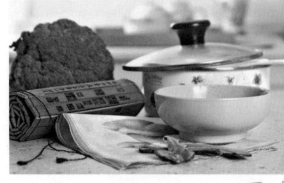

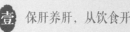

适量食酸可柔肝

酸味入肝，有一定的疏解肝郁、促进消化、柔肝解毒、收涩止血作用，对肝郁气滞、肝火旺盛、饮食油腻不化、慢性肝炎、肝热出血、脂肪肝、酒精肝、肝硬化等均有调理作用。

酸味水果是首选，如柑橘（黄疸者不宜）、柠檬、山楂、猕猴桃、乌梅等。此外，烹调中加醋、食用酸奶也是好方法。但酸味也不要过量，否则反而伤肝。

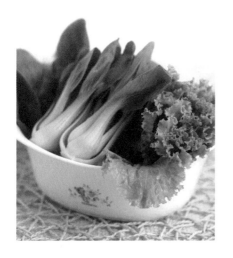

青色食物能解肝毒

青色入肝，青色的食物对养护肝脏十分有益。青色即为绿色，以蔬菜类食物为最多，多有清肝解毒、平肝降火的功效。

青色食物的代表有菠菜、芹菜、油麦菜、生菜、芥蓝、油菜、空心菜、西兰花、豌豆、四季豆、绿豆、豇豆、苦瓜等，肝病患者不妨常食。

养肝宜多饮茶

茶叶是清泻肝火、平肝解毒、降压降脂、利尿除湿的天然良药。绿茶、苦丁茶、乌龙茶、普洱茶等，均有很好的养肝效果，适合胸闷不舒、肝郁气滞、肝火旺盛、肝热毒盛者常饮，尤其对脂肪肝、肝阳上亢所致高血压、肝胆湿热所致黄疸等均有改善和调理作用。除了直接饮茶外，在食疗中，中药材与茶叶的搭配也很常见。

对症食疗，找到自己的专属食方

在调养前，应先确定自己的不适症状属于哪种肝病类型，再对症选择食物及药材。除了肝炎、肝硬化等肝脏疾病外，有贫血、月经不调、视力障碍、眩晕头痛、痤疮、皮肤瘙痒、抑郁、失眠、出血证等症状，可能都与肝有关，在症状较轻或初起时及时调理，把疾病的苗头控制住，可以起到事半功倍的作用。如果疾病较重，食疗也可促进恢复，预防复发。

血虚贫血，这样吃可养肝补血

肝血不足或亏虚者多有贫血虚弱、容颜早衰、眼睛干涩、容易疲劳、月经过少等问题，在饮食中应益气养血，增强营养。肉类（包括皮肉、内脏、筋腱、血等）、蛋类、奶类以及豆制品等高蛋白食物营养价值高，是补益气血的首选。此外，大枣、黑芝麻、桂圆、樱桃、葡萄等干鲜果品均有助于补益肝血。

推荐食物
猪肝：补肝，养血
大枣：养血，安神
黑芝麻：益精养血，润燥泽肤
墨鱼：补血虚，治贫血、经闭、崩漏
阿胶：补血，滋阴，防血虚热病
牛肉：补益气血，强健筋骨
樱桃：养血润燥
豆腐：益气，养血，补虚

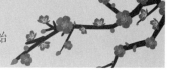

眼目昏花，这样吃可养肝明目

肝开窍于目，眼睛视力好坏与肝功能是否良好相关。肝血不足者视力减退、昏花、夜盲；肝阴不足者眼睛干涩，有干眼症；肝经风热者目赤红肿、发痒、胀痛；肝阳上亢者头目眩晕、视物不清、眼底出血。所以，养好肝才能从本质上养好眼睛，让眼睛更明亮，视力更清晰，防治各类眼疾。

推荐食物
胡萝卜：养血明目，补充维生素A
猪肝：补肝，养血，明目
蚌肉：滋阴，养血，明目
枸杞子：滋补肝肾，益精明目
山药：久服耳目聪明
桑椹：滋阴养血，润燥明目
菊花：疏风，清肝明目，治目赤昏花
决明子：益肝明目，治疗眼疾

眩晕头痛，这样吃可平肝祛风

眩晕、头痛、偏头痛等多是由于肝阳上亢或血虚生风引起的，多伴有血压升高、头重脚轻、眼目昏花等症状。"春气者诸病在头"，此证在春季尤易发作。饮食中不妨添加一些平肝祛风及健脑、降压的食物，有助防病。此外，饮食中要减少烟酒、浓茶、咖啡及辛辣、油腻之品。

推荐食物
菊花：降压明目，治眩晕耳鸣
天麻：平抑肝阳，息风，止眩晕头痛
桑叶：治风热头晕头痛、目赤昏花
芹菜：清肝，降压，安神
核桃：充养脑髓，益精补脑
绿豆：清肝解毒，降压退热
鱼头：补脑健脑，防眩晕

月经不调，这样吃可活血调经

肝功能不佳的女性多有月经不调的困扰。月经推后、经血量少、经期短，甚至闭经者，多为肝血不足，应以益肝补血为主；月经提前、经血量大、经期长者，多为肝火旺、肝热出血，应以清热凉血为主；痛经、经色暗红发黑、有血块者多为肝血瘀滞，应以活血化瘀为主；月经先后无定期、周期紊乱者，则多为肝郁，应以疏肝调经为主。在补益时应根据自身情况选择。

推荐食物
桂圆：温补气血，治经血虚少
大枣：益气健脾，养血安神
山楂：行气散瘀，治瘀血经闭、痛经
红糖：养血调经，温寒止痛
莲藕：生新血，破瘀血，清热止血
黑木耳：治月经不调、崩漏下血
月季花：活血调经，治月经不调、痛经
玫瑰花：行气解郁，活血化瘀
益母草：活血调经，治痛经、经闭
当归：补血，活血，治月经不调

痈肿疮疖，这样吃可消痈散结

肝热毒火壅盛或肝郁气滞者，都容易出现痤疮、疖肿等红肿热痛的炎症，以及乳房胀痛、增生结节甚至肿块、肿瘤等乳房痈疮。有此类问题者可在饮食中添加清热解毒、消痈散结、疏肝理气的食物，能起到一定的预防和改善作用。

推荐食物
金银花：清热解毒，消除疮痈肿毒
野菊花：疏风清热，消肿解毒，治疮痈
蒲公英：清热解毒，消肿散结，治乳痈
油菜：活血化瘀，解毒消肿，治乳痈
海带：软坚散结，消肿，治恶疮结肿
夏枯草：清肝散结，治乳痈、热毒疮肿

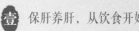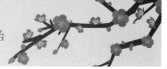
皮疹瘙痒，这样吃可清肝解毒

有肝病或肝功能不良者常有皮肤问题，如风疹、皮疹、荨麻疹、皮肤瘙痒等，甚至银屑病、牛皮癣等顽固皮肤病也常与肝有关。皮肤问题可能由血虚生风、肝火毒盛、湿热内蕴、肝郁气滞等原因所致，还需对证调理。多吃些清肝解毒、祛风除湿的食物，可起到辅助治疗作用。此外，鱼虾海腥等容易过敏的发物、烟酒以及辛辣刺激性食物均应禁忌，以免加重病情。

推荐食物
马齿苋：清热利湿，凉血解毒，治湿疹
蜂蜜：润燥，通便，排毒，止痒
梨：生津润燥，养肤，除烦
大枣：补血虚，治血虚皮干瘙痒
绿豆：清热解毒，利水除湿，治湿疹热疖
薏米：清热排脓，除湿热，治皮肤病

面多瘀斑，这样吃可美容养颜

颜面青黑暗沉、多瘀斑是肝病的特征之一，多与肝气郁结、气滞血瘀有关。因此，饮食中加强疏肝解郁、活血化瘀，才能从根本上美白肌肤、淡化色斑。

除了右表中的食物外，胡萝卜、丝瓜、香菜、柿子、杏仁、豆腐、生姜、柠檬、醋、醪糟、葡萄酒、月季花、白芷等也都有一定的美容淡斑作用。

推荐食物
豌豆：补气血，去黑斑，令人面光泽
玫瑰花：疏肝解郁，活血消斑
黑木耳：活血化瘀，排毒消斑
菠菜：清肝解毒，补血润颜
银耳：滋阴润肤，美白祛斑
樱桃：补益气血，化瘀消斑
桃花：活血，散瘀，消斑
当归：补血活血，化瘀血，消色斑

湿热黄疸，这样吃可利湿退黄

肝胆湿热者容易患急性黄疸型肝炎等病症，出现面黄、目黄、身黄、尿黄症状。此类人群宜选择清热泻肝、利小便、保肝胆的食材及药材，通过多饮水，加快黄疸消退。这些材料对于湿热内蕴引起的湿疹瘙痒也有一定效果。

推荐食物
茵陈：清湿热，退黄疸，解毒疗疮
栀子：清热利湿，凉血解毒，泻肝火
玉米须：利小便，退黄疸
蒲公英：清热解毒，除湿热疮痈
冬瓜皮：利尿消肿，有利退黄
泥鳅：治湿热黄疸、小便不利

抑郁不舒，这样吃可解郁宽胸

肝气郁结、肝血瘀滞是情志病的重要病因，所以，食疗中应重视调畅气机、疏肝解郁。某些花草和果实有宣散郁滞、行气散结的作用，是宽胸解郁的良药。如陈皮、茉莉花、玫瑰花、白梅花、合欢花、百合花、黄花菜、薄荷、乌梅、佛手等，对改善不良情绪、缓解抑郁状态有良效，并能消散胸腹气滞、满闷胀痛，缓解肝胃不和的吐逆症状。

推荐食物
大枣：补血润燥，养心安神，治失眠
百合：养阴除烦，主治情志病
陈皮：理气化痰，畅达心胸
茉莉花：疏肝解郁，理气止痛
玫瑰花：行气解郁，活血止痛
薄荷：疏散风热，疏肝行气
白梅花：解郁化痰，治肝胃气痛
萝卜：行气化滞，降逆通肠
乌梅：下气除烦，宽胸解郁

血热出血，这样吃可凉肝止血

血热妄行而致各类出血也是肝病的常见症状，如肠胃出血、吐血、眼出血、牙龈出血、尿血、痔血、经量过大等。有出血倾向者应及时凉血止血，并预防危及生命的大出血。除了药物治疗外，吃对食物也可起到辅助止血作用。

推荐食物
槐花：凉血止血，治血热出血
荠菜：凉肝止血，降压，清热利湿
苋菜：止各类出血，清热解毒
侧柏叶：凉血止血，治血热妄行
小蓟：凉血止血，降压，治肝炎
藕：补血，止血，化瘀，治血证

慢性肝病，这样吃可调养改善

慢性肝炎、脂肪肝、酒精肝、肝硬化、肝癌等都属于慢性肝病。肝病患者在调养时要注意饮食禁忌，如肥甘油腻、酒肉荤腥、动风发物、温热辛燥及刺激性食物均不宜多吃。饮食既要清淡，又要保证营养。多吃些滋阴养血、柔润生津、解毒消炎、清肝利胆的食物，对软化肝脏、减轻肝脏负担、调养各类肝病均有好处。

推荐食物
枸杞子：滋补肝肾，治慢性肝炎
桑椹：补益肝肾之阴，生津润燥
五味子：护肝胆，治肝炎，抗衰老
灵芝：保肝，治肝炎，抗肿瘤
女贞子：补肝肾阴虚，保肝抗肿瘤
菊花：清肝热，疏肝风，护肝明目
蜂蜜：润燥，解毒，柔肝
乌梅：柔肝解毒，预防各类肝病
泥鳅：除湿解毒，防治急慢性肝炎

春季养肝正当时

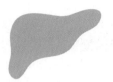

肝与春气相通应

肝在五行中属木，主生发。木在春天生长最为旺盛，因此，肝与春气相通应。春季是生发的季节，自然界的树木此时有向上生长、发散的特性。肝就像春天的树木，通畅舒展，充满生机，才能很好地发挥其功能。

春季人体肝气旺盛，有利于肝气的升发、调畅，也是疏解肝郁、养肝保肝的最佳时机。

但另一方面，春季风邪偏盛，也容易诱发肝风及肝阳上亢，也是肝病容易发作的季节。如有肝阴虚火旺、肝阳上亢、血虚生风、肝气郁结者尤易发病，出现烦躁易怒、目赤、眩晕、头痛、痤疮、皮疹、顽癣、过敏、出血等症状。所以，春季要更加重视养肝护肝，预防肝病发作。

戒怒防郁，春游锻炼

春季人体肝气旺盛，容易出现肝阳上亢或疏泄不畅的问题，易发怒也易抑郁。此时应趁着大好春光，多去户外郊游踏青或锻炼身体，积极调畅情绪，舒畅心胸，感受美好，保持好心情是养肝的一大法宝。

防风保暖，免受风邪

风邪为六淫之首，春季多风，要特别注意防风邪。如风寒或风热感冒、过敏、眩晕、头痛、偏头痛等，都与风邪有关。春季乍暖还寒，忽冷忽热，最好慢些减衣，春捂秋冻，尤其头部避免受风。户外运动时不宜大量出汗，汗后受风，最易致病。

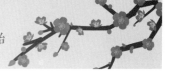

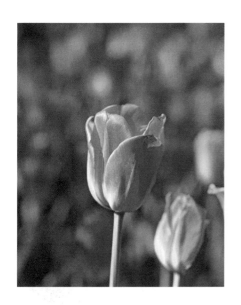

注意卫生，预防疫病

春季各类细菌、病毒、微生物极为活跃，是传染病高发季节。其中，部分皮肤病及肝炎等肝病都是通过皮肤接触或体液传染。因此，一定要注意个人卫生，勤洗手、洗澡、更衣，少去人群密集处，远离可能的传染源。如果春瘟多发时，最好多吃些清热解毒的食物，起到一定的预防作用。

此外，一些不洁净的食物也会增加感染肝病的机会，如生蚝、河蚌、田螺等海鲜水产，最好不要生食，应完全煮熟再食用。

多吃时蔬，少吃发物

春季养肝可多吃大枣、山药、枸杞子、韭菜等食物，也宜多吃当季应时蔬菜，如豆芽菜、春笋、莴笋、菠菜、荠菜、芹菜、油菜、茼蒿等，对清泻肝火、疏肝理气都有好处。

春季还应少吃发物，如羊肉、猪头肉、鹅肉、鸡爪等容易升阳动风，加重头痛眩晕，而鱼虾蟹贝类等海鲜容易催发疮疡肿毒等皮肤疾病，春季不宜多吃。

多喝花茶，疏肝解郁

许多花草具有发散解表的作用，可疏肝解郁，特别适合春季调理人体气机。急躁易怒或情绪不佳、心情不畅者，不妨多用菊花、桑叶、薄荷、茉莉花、玫瑰花、白梅花、合欢花、百合花等花草泡茶饮，既可避免春季气滞郁结，又有美容养颜的作用。

古方常用的
保肝食材

动物肝脏
补肝，养血，明目，治血虚萎黄、夜盲、目赤、肝风、水气胀满浮肿。猪肝、羊肝、鸡肝、鸭肝等动物肝脏功效相似。

猪肝

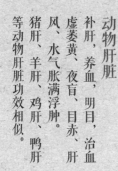

羊肝

鸡肝、鸭肝

鸡蛋
滋阴润燥，养血除烦，治热病烦渴、目赤咽肿，营养不良、精血不足。

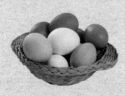

鸭血、猪血
滋阴补血，清热解毒，提高肝脏解毒能力，久服缓解肝损伤，治血虚贫血、劳伤吐血及中风、肝病。

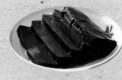

乌鸡
补肝肾，益气血，退虚热，治肝肾阴虚、内热烦渴、虚弱贫血，女人崩中带下虚损诸病。

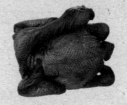

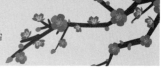

大枣

补中益气，养血安神。用于血虚贫血、食少乏力、便溏、心烦失眠、肝炎。

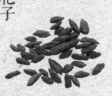

枸杞子

滋补肝肾，益精明目。用于虚劳精亏、腰膝酸痛、眩晕耳鸣、内热消渴、血虚萎黄、目昏不明。

樱桃

益气补虚，补血美颜，清血热，除风湿，用于贫血虚弱、肤色黯黑、腰腿疼痛。

黑芝麻

滋补肝肾，益精明目，润燥养肤，用于贫血、目暗、皮肤干燥、虚弱乏力。

豆腐

益气和中，生津润燥，清热解毒，用于虚弱烦渴、消化不良、热毒肿痛、酒精肝、脂肪肝。

灵芝

补气安神，保肝防癌，提高免疫力，用于眩晕心悸及各类肝病调养。

五味子

收敛固涩，益气生津，补肾保肝，用于虚热盗汗、心悸失眠、遗精、目暗、非黄疸传染性肝炎。

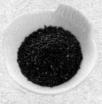

蜂蜜

补中润燥，解毒止痛，柔肝养肝。用于脘腹虚痛、肠燥便秘、贫血、慢性肝炎、肝硬化。

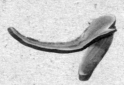

当归

补血活血，调经止痛，润肠通便，用于血虚萎黄、眩晕心悸、月经不调、经闭痛经、虚寒腹痛、肠燥便秘、痈疽疮疡等，尤宜女性调养肝血。

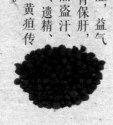

菊花

散风清热，平肝明目。用于肝阳上亢或肝气不足所致头痛眩晕、目赤肿痛、眼目昏花、疔疮肿毒。

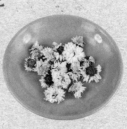

菠菜

滋阴平肝，补血润燥，解热毒，开胸膈。用于高血压、头痛目眩、风火赤眼、糖尿病、便秘、便血。

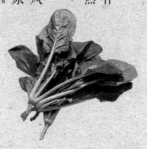

决明子

清热明目，润肠通便。用于肝火上炎或肝肾不足所致目赤涩痛、羞明多泪、头痛眩晕、目暗不明、大便秘结。

桑叶

疏散风热，清肝明目，益阴凉血。用于肝火上炎所致头晕头痛、目赤肿痛、眼目昏花。

桑椹

补益肝肾，养血滋阴，生津润燥。用于眩晕耳鸣、心悸失眠、须发早白、津伤口渴、内热消渴、血虚便秘及肝炎、肝硬化、脂肪肝、酒精肝、肝癌等肝病。

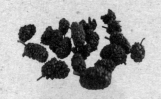

女贞子

滋补肝肾，明目乌发，保肝清火，增强免疫力。用于眩晕耳鸣、腰膝酸软、须发早白、目暗不明、肝炎、肝癌等。

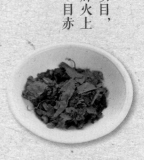

茉莉花

平肝解郁，理气止痛，辟秽和中。用于气滞不畅，抑郁烦闷，肝胃气痛，下痢腹痛、目赤肿痛、疮毒等。

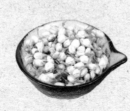

薄荷

宣散风热，清利头目，疏肝解郁。用于风热头痛，目赤、喉痹、口疮、风疹、麻疹、胸胁胀闷、抑郁不舒。

玫瑰花

行气解郁，和血止痛，调理月经。用于肝胃气痛、食少呕恶、月经不调、肝炎等。

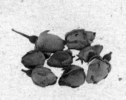

白梅花（绿萼梅）

疏肝解郁，平肝和胃。用于肝郁气滞、胸闷不舒、胸胁胀痛、胃纳不佳、胃痛、消化不良、神经衰弱、梅核气。

月季花

活血调经，散毒消肿。用于月经不调、痛经、痈疖肿毒、血瘀肿痛、淋巴结结核（未溃破）。尤宜女性调理月经。

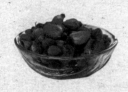

山楂

消食化滞，行气散瘀，柔肝抗癌，增强免疫，消炎降脂。用于食积胀满、泻痢腹痛、瘀血经闭、心腹刺痛、脂肪肝、肝硬化、肝癌等。

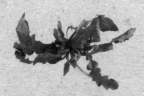

蒲公英

清热解毒，消肿散结，利尿通淋。用于疔疮肿毒、乳痈、瘰疬（淋巴结肿大）、目赤咽痛、湿热黄疸、肝炎、热淋涩痛。

荠菜

凉血止血，清热利尿。用于尿血、子宫出血、月经过多、咯血、高血压、水肿、头痛目赤、肝炎、肠炎等。

芹菜

平肝清热，祛风利湿，降压除烦。用于肝阳上亢、高血压、眩晕头痛、面红目赤、血淋、痈肿、心烦失眠。

马齿苋

清热解毒，散血消肿，凉肝止血。用于热痢脓血、热淋、血淋、子宫出血、痈肿恶疮、带状疱疹、淋巴结结核等。

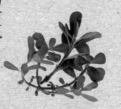

油菜（芸薹）

凉血散血，解毒消肿。用于血痢、热毒疮肿、乳痈、风疹、吐血及各类肝病。

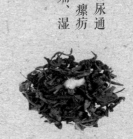

小蓟（刺儿菜）

凉血止血，祛瘀消肿。用于鼻血、吐血、尿血、便血、崩漏下血等各类出血证及痈肿疮毒、急性传染性肝炎。

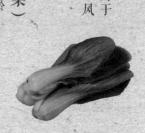

野菊花

清热解毒，降压抗菌，泻心肝火热。用于高血压、疔疮痈肿、目赤肿痛、头痛眩晕。

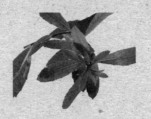

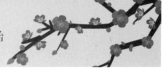

夏枯草

清火明目，散结消肿。用于肝火上炎所致高血压、目赤肿痛、头痛眩晕以及肝气郁结所致淋巴结结核、甲状腺肿大、乳痈肿痛、乳腺增生等。

槐花

凉血止血，清肝泻火，抗菌消炎。用于便血、痔血、血痢、崩漏、吐血、鼻血、肝热目赤、头痛眩晕。

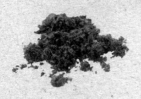

茵陈

清湿热，退黄疸。用于黄疸尿少、湿疮瘙痒、传染性黄疸型肝炎。

泥鳅

补中益气，利尿除湿。用于急慢性传染性肝炎、湿热黄疸、水肿、皮肤瘙痒、疥癣、痔疮下坠、糖尿病。

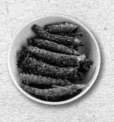

栀子

泻火除烦，清热利尿，凉血解毒，利胆退黄。用于热病心烦、黄疸尿赤、血淋涩痛、血热吐衄、目赤肿痛、火毒疮疡、高血压。

玉米须

利尿消肿，平肝利胆。用于急慢性肝炎、肾炎水肿、胆道结石、小便不利、湿热黄疸、高血压、糖尿病等。

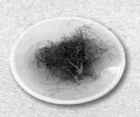

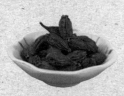

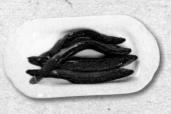

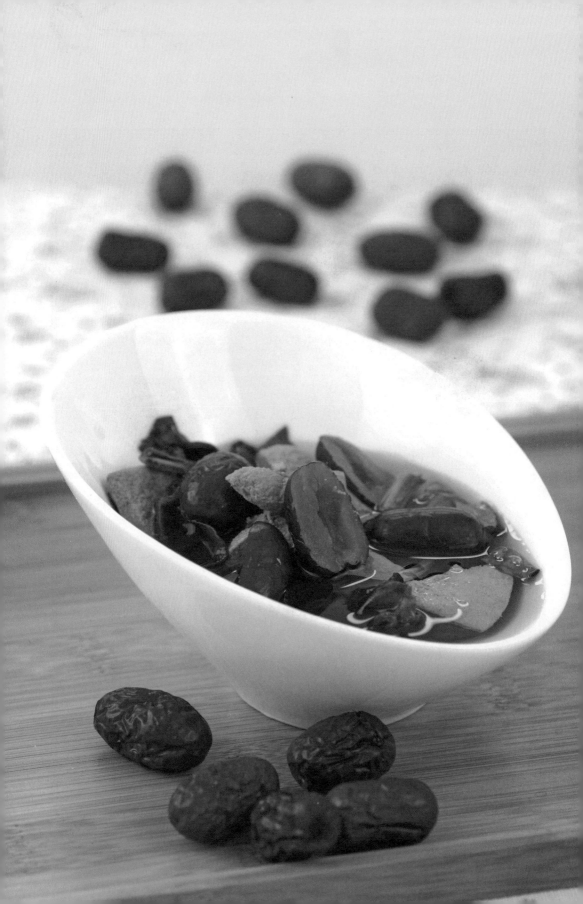

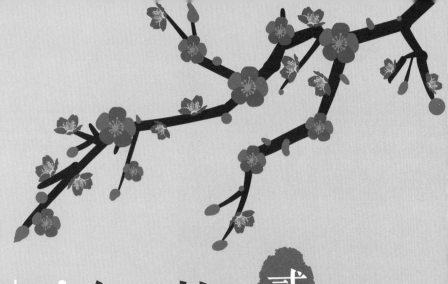

贰

补益肝血，
气色红润不暗沉

用于肝血不足所致贫血、营养不良、气色晦暗、皮肤瘙痒等。

枸杞粥

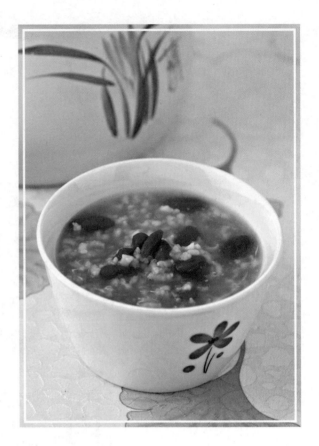

〔出处〕

《本草纲目》。

〔功效〕

补益肝肾，益精养血，延缓衰老，用于中老年肝血不足、肾精亏虚所致体乏神疲、面色暗沉无光。

〔材料〕

枸杞子15克，粳米100克。

〔调料〕

红糖（或蜂蜜）适量。

〔做法〕

1 将粳米淘洗干净，与枸杞子一起放入锅内，加适量水，煮至粥成。

2 盛出后加入红糖（或蜂蜜）拌匀即可。

专家箴言

枸杞子可滋补肝肾，益精明目，非常适合虚劳精亏、肝血不足的中老年人滋补保健，对改善血虚萎黄、面色暗沉、神疲乏力、腰膝酸痛、眩晕耳鸣、眼目昏花、须发早白等早衰症状十分有效。各类肝病患者也宜常食。《药性论》说它"能补益精诸不足，易颜色，变白，明目，安神"。

外邪实热、脾虚有湿及泄泻者不宜多吃。

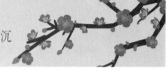
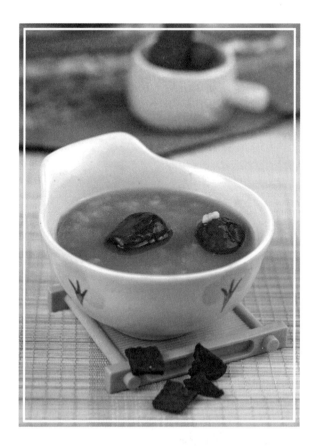

仙人粥

［出处］

《太平圣惠方》。

［功效］

补肝肾，益精血，用于肝肾不足、精血亏虚所致面容早衰、干枯萎黄。

［材料］

制何首乌10克，大枣（去核）5枚，粳米100克。

［调料］

冰糖适量。

［做法］

1 制何首乌用水泡半小时，放入砂锅中，加适量水煮20分钟，去渣留汤。

2 汤中倒入粳米、大枣，小火煮30分钟，至粥稠时加入冰糖，继续煮5分钟即可。

专家箴言

　　制何首乌可补肝肾，益精血，乌须发，强筋骨，常用于血虚萎黄、眩晕耳鸣、须发早白、腰膝酸软等。搭配健脾养血的大枣，补血效果更好，适于体虚血亏所致颜面干枯萎黄、气色暗沉无华、发白早衰者调养。

　　生何首乌毒性强，必须用经过炮制的制何首乌，且需先用水泡一段时间才能使药物成分在煎煮时充分释放出来，这个步骤不可省略。

　　大便溏泄及痰湿较重者不宜多吃。熬此粥忌用铁锅。

乌鸡肝粥

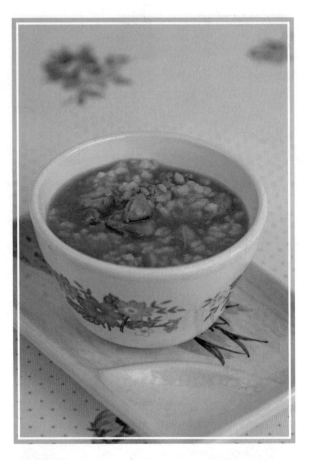

〔出处〕

《寿亲养老新书》。

〔功效〕

养肝明目，补血益精，用于肝血不足所致面色萎黄、视物不清、夜盲症。

〔材料〕

乌鸡肝70克，粳米100克。

〔调料〕

盐适量。

〔做法〕

1 将乌鸡肝洗净，切片，焯水；粳米淘洗干净。

2 二者一起放入锅中，加适量水，小火煮至粥稠，加少许盐，再略煮即可。

专家箴言

鸡肝可补肝血，疗虚损，其中以乌鸡肝的效果更佳。常用于肝血不足所致的贫血、面色萎黄、肝虚目暗等症。《本草纲目》说它"疗风虚目暗"。《现代实用中药》说它"适用于痿黄病，妇人产后贫血，肺结核，小儿衰弱"。《寿亲养老新书》中记载："乌鸡肝粥，治老人肝脏风虚，眼暗：乌雄鸡肝一具，切碎，以豉和米作羹粥食之。"

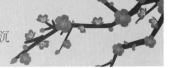

豆龙枣粥

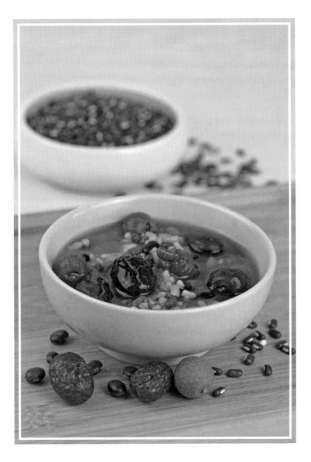

〔出处〕

民间验方。

〔功效〕

补血养气，用于血虚贫血、面色萎黄暗沉。

〔材料〕

龙眼肉、大枣各30克，赤小豆、黑大豆各20克，粳米100克。

〔调料〕

红糖适量。

〔做法〕

1 先将赤小豆、黑大豆倒入锅中，加适量水，小火煮30分钟。

2 再放入粳米、龙眼肉、大枣，继续煮30分钟，至粥稠时放入红糖，再略煮即可。

专家箴言

　　大枣补中益气，养血安神，常用于血虚贫血、面色萎黄、体弱虚损等气血津液不足之症。龙眼肉也叫桂圆，可养心血，安心神，适合气血不足、血虚萎黄、心悸失眠者调养。

　　赤小豆可和血排脓、除湿退黄。黑大豆可活血祛风，利水解毒。二豆有利于祛湿排毒，改善虚热、黄疸、水肿等症状。

　　此粥尤宜女性气血不足、血虚贫血所致面色萎黄、暗沉无华者常食。

葡萄干粥

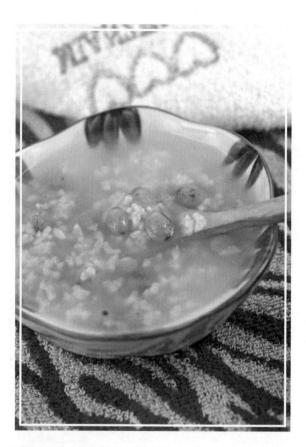

〔出处〕

民间验方。

〔功效〕

补益气血，用于肝血不足所致血虚贫血、面色萎黄、精神疲惫、体虚乏力。

〔材料〕

葡萄干30克，糯米100克。

〔做法〕

1 将糯米和葡萄干分别淘洗干净。

2 锅中放入糯米和适量水，煮15分钟，放入葡萄干，继续煮至粥稠即可。

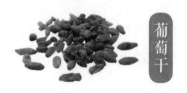

葡萄干

专家箴言

葡萄可补气血，强筋骨，常用于气血虚弱、贫血。《神农本草经》说它"主筋骨湿痹，益气倍力，强志，令人肥健耐饥，忍风寒"。《滇南本草》说它"大补气血，舒筋活络"。《陆川本草》说它"滋养强壮，补血，强心利尿"。葡萄制干后，糖与铁质的含量相对增加，可快速补气血，是妇女、儿童及体弱贫血者的滋补佳品。

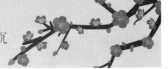

鸡蛋炒肝

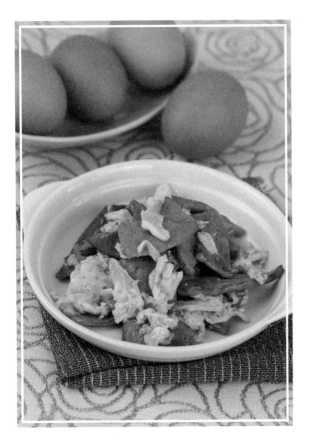

[出处]

民间验方。

[功效]

滋阴养血，用于肝血亏虚、血虚生风所致贫血、营养不良、皮肤干燥瘙痒。

[材料]

猪肝150克，鸡蛋2个。

[调料]

葱花、料酒、盐各少许。

[做法]

1 将猪肝切片，焯水，洗净；鸡蛋打成蛋液备用。

2 锅中倒入油烧热，倒入鸡蛋液，炒熟，下葱花略炒，放入猪肝翻炒。加料酒、盐，炒匀即可。

专家箴言

猪肝可补肝，养血，明目，常用于血虚贫血、面色萎黄、夜盲、目赤、浮肿胀满、脚气等。《本草再新》说它"治肝风"。动物肝都有"以肝补肝"的作用，补肝养血的功效相似，此方除了用猪肝外，用羊肝、牛肝、鸡肝、鸭肝、兔肝都可以。

鸡蛋可滋阴润燥，养血补虚，增强营养，改善虚弱体质。与猪肝合用，补血效果更佳。

乌贼鹌鹑蛋

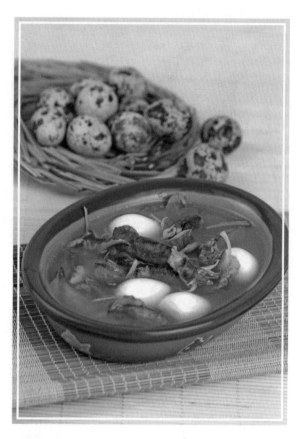

[出处]

《曲池妇科》。

[功效]

养血滋阴，调理月经，养颜美容，用于肝血亏虚所致贫血、头晕、经闭、崩漏、容颜失养。

[材料]

乌贼鱼100克，鹌鹑蛋70克，香菜段20克。

[调料]

盐、胡椒粉各适量。

[做法]

1 将鹌鹑蛋煮熟后去壳。

2 锅中倒入水烧开，放入乌贼鱼肉，再煮沸时撇去浮沫，放入鹌鹑蛋，煮2分钟，加入调料调味，撒入香菜段即成。

专家箴言

乌贼鱼也叫墨鱼、墨斗鱼，可养血滋阴，是治妇女血虚经闭、崩漏、带下的天然良药。《医林纂要》说它"补心通脉，和血清肾，去热保精。作脍食，大能养血滋阴，明目去热"。

鹌鹑蛋营养丰富，蛋白质、磷脂及铁、钙含量很高，是补血强壮的滋补佳品，也常用于美肤养颜，尤宜贫血虚弱、血枯失养者调理，也适合肝肿大、肝硬化、腹水者食用。

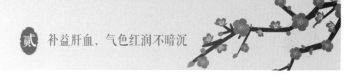

枣味茶蛋

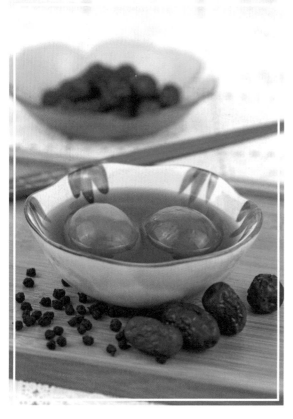

〔出处〕

民间验方。

〔功效〕

补益肝肾，滋阴养血，用于阴血亏损所致面容憔悴、体虚消瘦、神疲乏力、心悸失眠。

〔材料〕

大枣、五味子各10克，鸡蛋2个。

〔调料〕

盐适量。

〔做法〕

1 大枣洗净，切片；五味子打碎。

2 将鸡蛋放入砂锅内，加适量水先煮熟，剥去蛋壳，再加入大枣、五味子和盐，小火煮30分钟即可。

3 每日睡前半小时食用1个鸡蛋（食用前，鸡蛋一直浸泡在药汁中）。

专家箴言

　　大枣健脾补血，养心安神，是防治血虚贫血、失眠的常用食材。五味子可滋补肝肾，养肝保肝，对肝病引起的精力不足、羸瘦体虚有调养作用。鸡蛋则能补充营养，滋阴养血。

　　此方适合阴血亏损所致的贫血体虚、容颜憔悴早衰、血虚心悸失眠、食少消瘦、体虚乏力者，肝血不足及肝病患者均宜食用。

　　内有实热、湿盛中满、痰湿肥胖者不宜多吃。

枸杞炒里脊

[出处]

《随园食单》。

[功效]

补肝益血，滋阴润燥，用于虚劳贫血、羸瘦乏力、容颜枯槁不华。

[材料]

枸杞子15克，猪里脊150克，葱花少许。

[调料]

酱油、料酒、淀粉各15克，盐、香油各适量。

[做法]

1 将猪里脊洗净、切丝，用料酒、淀粉上浆；枸杞子用水泡软。

2 炒锅入油烧热，下葱花炝锅，放入肉丝炒至肉色变白，加枸杞子，入酱油、盐、香油炒匀即可。

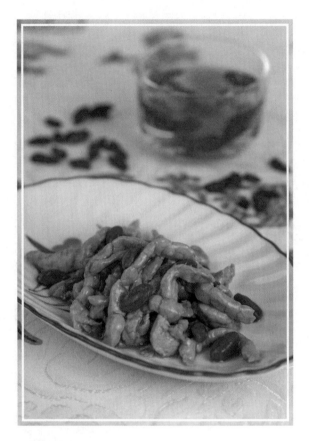

专家箴言

枸杞子滋补肝肾，益精养血，对缓解肝肾不足所致的虚劳精亏、血虚萎黄、目昏不明、眩晕耳鸣、腰膝酸痛等十分有效。

猪肉滋阴，养血，润燥，尤宜体虚瘦弱、营养不良、津干血枯、肌肤失养者调补。《本经逢原》说它"精者补肝益血"。猪肉应以精瘦肉为主，肥肉多吃易助生痰湿，导致肥胖。

脾虚腹泻及湿热痰滞内蕴者不宜多吃。

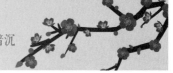

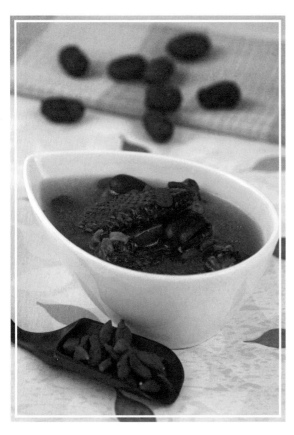

杞枣炖乌鸡

[出处]

《饮膳正要》。

[功效]

养肝补血，健脾补肾，用于肝血亏虚所致面色萎黄、暗沉无光、月经不调。

[材料]

乌鸡250克，红枣20克，枸杞子10克。

[调料]

料酒、葱段、姜片、盐各适量。

[做法]

1 将乌鸡收拾干净，切大块，焯水备用；红枣破开去核。

2 锅中放入鸡块，加适量水烧开，放入葱段、姜片、红枣、料酒，小火煮1小时。

3 拣去葱段、姜片，撇净浮油，放入枸杞子，继续煮20分钟，加盐调味即可。

专家箴言

乌鸡也叫乌骨鸡，是滋阴清热、补肝益肾、健脾补虚的佳品。乌鸡搭配补益肝肾精血的枸杞子和养血安神的红枣两种红色食材，可增强补血作用，适合肝血亏虚失养、贫血瘦弱、营养不良、虚劳倦怠、阴虚骨蒸、妇女月经不调者。慢性肝炎、肝功能损伤者常食也可起到增强免疫力、促进肝病恢复的作用。

脾湿较重、脘腹胀满、气滞火旺者不宜多吃。

香菇枸杞炖牛肉

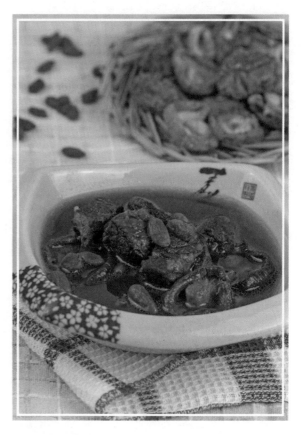

〔出处〕

《随园食单》。

〔功效〕

益气血，强筋骨，用于气血不足所致贫血体弱、面色无华、劳倦乏力、慢性肝炎。

〔材料〕

牛肉250克，水发香菇50克，枸杞子15克。

〔调料〕

酱油、料酒、盐各适量。

〔做法〕

1 将牛肉洗净，切块、焯水；香菇洗净。

2 锅中放入牛肉块、香菇和适量水，煮沸，撇去浮沫，倒入酱油、料酒，小火煮1小时，加枸杞子、盐，继续煮20分钟即成。

专家箴言

牛肉可补脾胃，益气血，强筋骨，适合血虚贫血、萎黄羸瘦、筋骨乏力者食用。

香菇扶正补虚，益气补血，可用于神倦乏力、贫血等。香菇对养肝非常有益，尤宜体质虚弱、倦怠乏力、面色不华的慢性迁延性肝炎、慢性活动性肝炎及肝肿瘤患者。

牛肉、香菇搭配补益肝肾的枸杞子，能补血益精，滋补强壮，肝血不足、气虚乏力、神疲体虚、面色无华及肝病患者均宜食用。

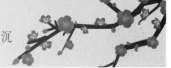

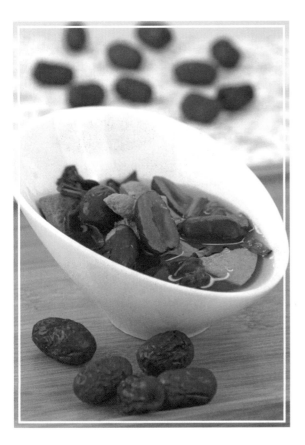

肝枣补血汤

[出处]

民间验方。

[功效]

养肝补血，滋阴清热，活血化瘀，用于血虚或血瘀所致面色萎黄或青黑、心烦失眠。

[材料]

猪肝、菠菜各 100 克，大枣 20 克，水发黑木耳 50 克。

[调料]

盐、鸡精各适量。

[做法]

1 猪肝洗净，切片，焯水；菠菜洗净，切段。

2 大枣去核，和水发黑木耳放入锅中，加适量水，煮 20 分钟，放入猪肝、菠菜，再煮沸时加调料调味即可。

专家箴言

　　猪肝养肝补血，大枣养血安神，菠菜清肝降火，黑木耳活血化瘀。以上食材合用，既能补血虚，又能清血热、化血瘀，是全面调养血脉的理想食疗品。尤其适合血虚所致的面色萎黄或苍白、肌肤不润以及血瘀所致的面色青黑暗沉、色斑多生者。有贫血乏力、精神萎靡、烦躁失眠、心悸、目暗等不适者均宜常食，也适合产后虚弱者补益。

　　孕妇不宜食用黑木耳。

枸杞菠菜鸡肝汤

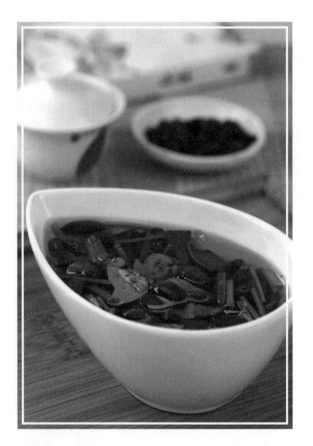

[出处]

民间验方。

[功效]

养肝血，明目视，养容颜，抗衰老，用于血虚早衰及肝病。

[材料]

枸杞子15克，鸡肝70克，菠菜150克。

[调料]

香油、盐、鸡精各适量。

[做法]

1 菠菜洗净，切段，焯水；鸡肝洗净，切片，汆熟。

2 枸杞子放入锅中，加适量水，煮15分钟，放入菠菜段、鸡肝，再煮沸时加盐、鸡精调味，盛入汤碗中，淋香油即成。

专家箴言

菠菜富含铁和胡萝卜素，可滋阴平肝、祛风清热。鸡肝有养血补肝的功效。搭配补益肝肾的枸杞子，对养肝补血、明目、美容、抗衰老均有很好的作用。

此方适合血虚贫血、肌肤失养、面色无华、头痛目眩、眼睛干涩、长期疲劳、早衰者食用，乙型肝炎、脂肪肝、肝硬化等慢性肝病患者常食，对补肝养血、柔肝解毒、调养肝病均十分有益。

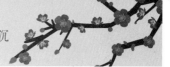

红枣泥鳅豆腐汤

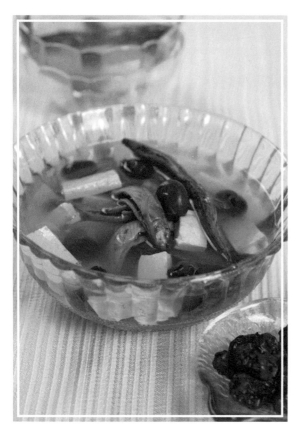

专家箴言

泥鳅能补中气，祛湿邪，除黄疸，利尿通淋，解毒消肿，常用于急、慢性传染性肝炎，黄疸，水肿，皮肤瘙痒等。《滇南本草》说它"煮食治疮癣，通血脉而大补阴分"。《泉州本草》记载："黄疸湿热，小便不利：泥鳅炖豆腐食。"

泥鳅搭配益气养血的大枣和豆腐，可活化气血，营养润泽肌肤，防治气血不足或瘀滞所致的血虚失养、肌肤干枯不润及色斑暗沉、疮癣瘙痒等。

〔出处〕

《滇南本草》。

〔功效〕

益气血，祛湿邪，除疮癣，止瘙痒，用于气血不足或瘀滞所致血虚失养、肝炎、黄疸、皮肤瘙痒。

〔材料〕

大枣20克，泥鳅100克，豆腐50克。

〔调料〕

盐适量。

〔做法〕

1 将豆腐洗净，切块；泥鳅收拾干净。

2 把泥鳅、豆腐、红枣一起放入锅中，加适量水烧开，撇去浮沫，改小火煮30分钟，加盐调味即可。

当归生姜羊肉汤

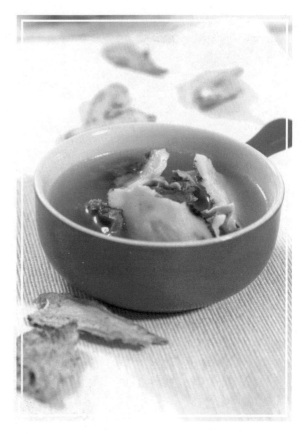

〔出处〕

《金匮要略》《太平圣惠方》。

〔功效〕

养血，补虚，美容，用于贫血及各类女性血虚、血瘀所致容颜早衰及月经胎产病。

〔材料〕

羊肉250克，当归20克。

〔调料〕

料酒20克，姜粉10克，盐、鸡精各适量。

〔做法〕

1 羊肉洗净，焯水，切块。

2 把羊肉和当归一起放入砂锅内，倒入适量清水煮沸，撇净浮沫，加料酒、姜粉，改小火炖至羊肉熟烂，放盐、鸡精调味即成。

专家箴言

羊肉益气补虚，温中暖下，常用于虚劳羸瘦、腰膝酸软、虚寒腹痛。生姜温中散寒。当归为补血活血的常用药，有"妇科圣药"之称，常用于血虚、血瘀所致的贫血萎黄、月经不调、宫寒腹痛等。

此方适合气血亏虚不能上荣所致的面色萎黄无华、面容早衰者。体寒冰冷、月经不调、胎产诸病者也宜食用。

羊肉较温燥，体质燥热者不宜多吃。

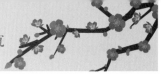

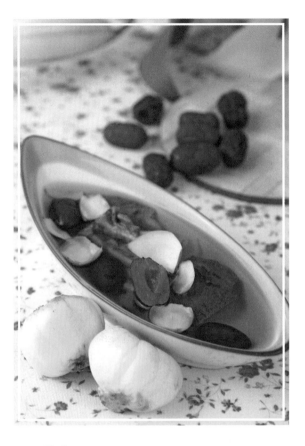

龟肉百合红枣汤

〔出处〕

民间验方。

〔功效〕

滋阴润燥，养血安神，用于阴血不足所致肌肤失养、心烦失眠、神经衰弱。

〔材料〕

处理干净的龟肉150克，百合30克，大枣20克。

〔调料〕

葱段、姜片各15克，料酒、酱油各10克，盐适量。

〔做法〕

1 将净龟肉剁成块，焯水，洗净；大枣劈破、去核；百合洗净，剥开。

2 将龟肉块和葱段、姜片一起放入锅中，加适量水烧开，改小火煮30分钟。

3 拣出葱段、姜片，放入百合、大枣、料酒、酱油，再继续煮30分钟，加盐、鸡精调味即可。

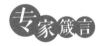 专家箴言

　　龟肉大补阴血，百合滋阴清热，红枣益气养血。此方适合阴血亏虚所致的阴虚血热、肌肤失养、干枯不泽、神经衰弱等。

　　有寒痰、湿盛者不宜多吃。

樱桃煎

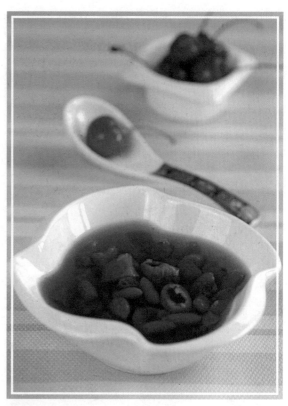

[出处]

《饮膳正要》《摄生秘剖》。

[功效]

补益气血，滋润皮肤，美人颜色，用于气血不足所致贫血、面容憔悴、干枯不泽。

[材料]

樱桃100克，龙眼肉10克，枸杞子5克。

[调料]

白糖适量。

[做法]

1 将樱桃洗净，去核取肉，切成小丁。

2 锅中放入龙眼肉、枸杞子，加适量水烧开，改小火煮20分钟后，放入樱桃丁和白糖，再继续煮5分钟即可。

专家箴言

樱桃是补益气血的佳果。《滇南本草》说它"治一切虚症，能大补元气，滋润皮肤"。《证类本草》说它"主调中，益脾气，令人好颜色，美志"。《饮膳正要》中就记载有樱桃加白糖熬煎之方。

龙眼肉也叫桂圆，可养血安神；枸杞子能滋补肝肾。《摄生秘剖》中记载："杞圆膏（枸杞子与桂圆熬制）。安神养血，滋阴壮阳，益智，强筋骨，泽肌肤，驻颜色"。

外邪实热、湿盛中满、内有痰火者及孕妇不宜多吃。

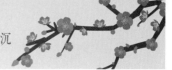

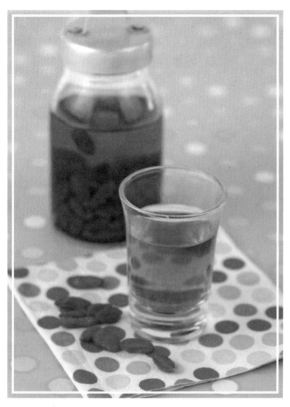

枸杞酒

[出处]

《延年方》。

[功效]

养血补肝，活血化瘀，益人颜色，用于肝肾不足或气血瘀滞所致血虚萎黄、虚劳早衰、精亏体乏、腰膝酸痛。

[材料]

枸杞子50克，白酒500毫升。

[做法]

1 将枸杞子洗净，沥干水分，放入瓶中，倒入白酒，密封瓶口，浸泡15天以上。

2 每日酌量小饮1杯，勿醉为宜。

专家箴言

　　枸杞子可补益肝肾，养血明目。久服枸杞酒，可补精气不足，益人颜色，明目安神，益智健脑，坚筋强骨，令人轻身不老、耐寒暑，尤宜中老年男性常饮保健。《延年方》中记载："枸杞子酒。补虚，长肌肉，益颜色，肥健人：枸杞子二升，清酒二升，捣碎，更添酒浸七日，滤去滓，任情饮之。"

　　酒可散瘀通络，有利于活化气血、增强药效、祛寒止痛。但饮酒不可过度，白酒每天不宜超过25毫升，以少量勿醉为宜。

　　外邪实热、脾虚有湿者不宜多饮。

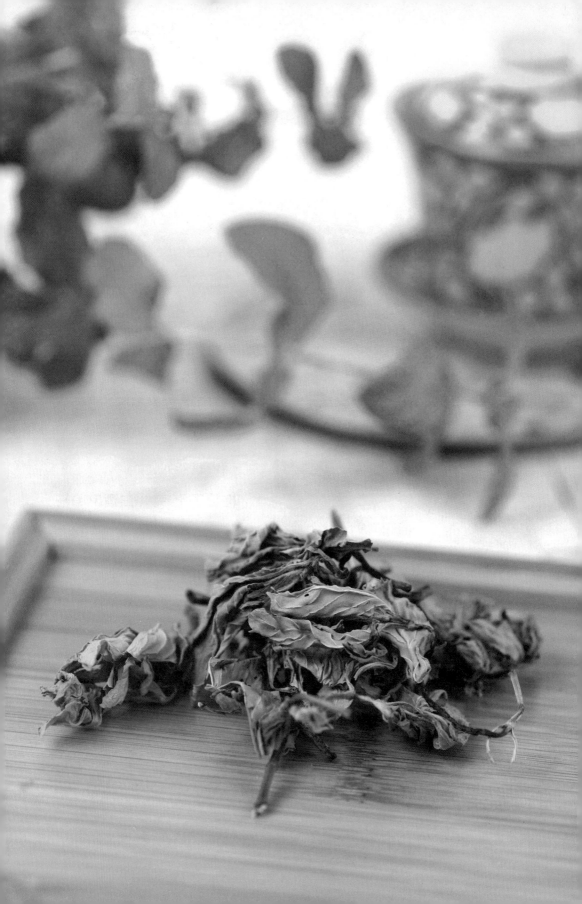

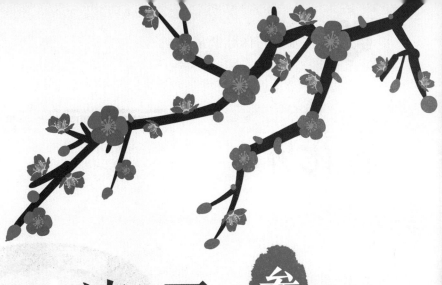

叁

平肝降火，清利头目降血压

用于肝阳上亢所致头晕目眩、头痛目赤、燥热易怒、高血压等。

菊花粥

[出处]

《老老恒言》。

[功效]

清肝明目，疏风降压，用于肝阳上亢型高血压、头痛目赤、眩晕眼花。

[材料]

菊花5克，粳米100克。

[做法]

1 将菊花放入锅中，加适量水，小火煮20分钟，滤渣留汤。

2 汤中加入粳米，继续煮30分钟，至粥稠即可。

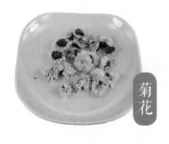

菊花

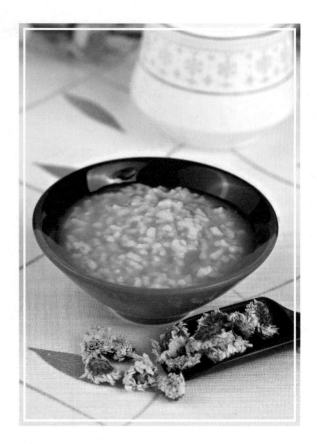

专家箴言

菊花可疏风清热，清肝明目，有降血压、解热、抗炎作用。《神农本草经》说它"主诸风头眩、肿痛，目欲脱，泪出，皮肤死肌，恶风湿痹，利血气"。《药性论》说它"能治热头风旋倒地，脑骨疼痛，身上诸风令消散"。此粥可用于肝阳上亢所致的高血压头痛、眩晕、目赤肿痛、眼目昏花等，有心胸烦热、失眠以及疔疮肿毒、风热感冒者也宜食用。

脾胃虚寒者不宜多吃。

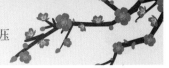

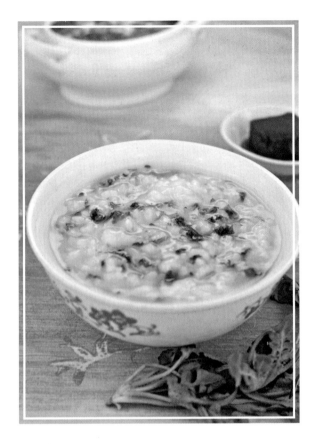

荠菜粥

［出处］

《粥谱》。

［功效］

凉肝止血，平肝明目，用于肝火头痛、眼目昏花、血热妄行、出血证、高血压等。

［材料］

荠菜、粳米各100克。

［调料］

盐适量。

［做法］

1 将荠菜择洗干净，焯水，切碎。

2 锅中放入粳米，加适量水，煮至粥稠时，放入荠菜和盐，再略煮即成。

专家箴言

　　荠菜可清肝，止血，明目，常用于肝热火旺所致头痛、目赤肿痛以及血热妄行所致月经过多、崩漏、吐血、便血、眼底出血等多种出血证。《名医别录》说它"主利肝气，和中"。《日用本草》说它"凉肝明目"。现代研究证实，荠菜提取物有明确的一过性降血压作用。

　　荠菜有刺激子宫收缩的催产作用，孕妇不宜食用。因其性凉，故脾胃虚寒者也不宜多吃。

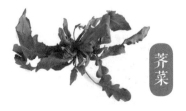

荠菜

菊苗粥

[出处]

《遵生八笺》。

[功效]

清肝明目，用于肝火上炎、头痛眩晕、目赤肿痛、羞明多泪、心烦不眠。

[材料]

菊花苗60克，粳米100克。

[调料]

盐少许。

[做法]

1 将嫩菊花苗洗净，焯水后切碎。

2 锅中放入粳米，加适量水，煮至粥稠时，放入菊花苗叶和盐，再略煮即成。

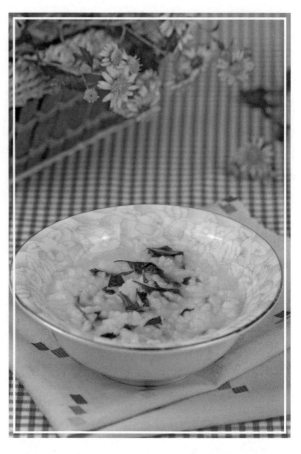

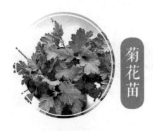

菊花苗

专家箴言

菊花苗为甘菊幼嫩茎叶，可清肝明目，常用于头风眩晕、目暗昏花及高血压。

《本草求原》说菊花苗"清肝胆热，益肝气，明目去翳；同花浸酒（加南枣、杞子更妙）治头风眩晕欲倒。作羹、煮粥亦可"。《遵生八笺》中记载："菊苗粥。清目宁心：甘菊新长嫩头丛生叶，摘末洗净，细切，入盐同米煮粥，食之。"

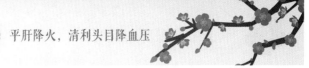

栀子仁粥

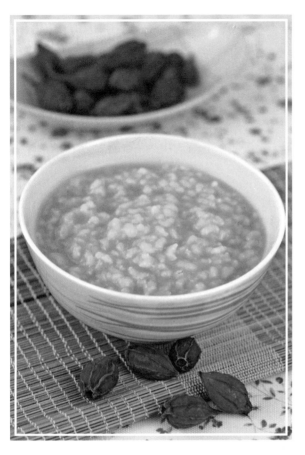

〔出处〕

《养生食鉴》。

〔功效〕

清热泻火，利湿退黄，用于高血压、目赤肿痛、心烦失眠、黄疸型肝炎、胆囊炎等。

〔材料〕

栀子10克，粳米100克。

〔做法〕

1 将栀子碾成细末。

2 粳米加水熬煮成稀粥，待粥将成时，加入栀子粉末，再稍煮即可。

专家箴言

栀子可清热解毒，凉血泻火，常用于目赤肿痛、热病心烦、黄疸尿赤、血淋涩痛、血热吐衄、火毒疮疡等。此粥适合湿热毒火引起的各类肿痛以及血热妄行所致出血证，对肝胆湿热所致的黄疸型肝炎也有调养作用。现代研究证实，栀子煎剂及提取液有明确的镇静、降压和利胆作用。

栀子为苦寒之品，脾虚便溏者不宜食用。

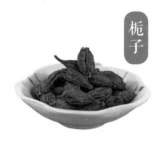

栀子

竹叶粥

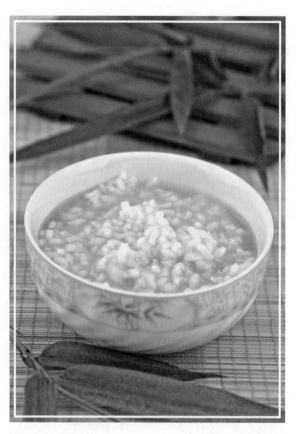

〔出处〕

《太平圣惠方》。

〔功效〕

清热泻火，用于风热头痛、目赤肿痛、热病烦渴、口舌生疮、小便短赤、高血压等。

〔材料〕

鲜竹叶30克，粳米100克。

〔调料〕

冰糖适量。

〔做法〕

1 将鲜竹叶洗净，切碎，加适量水煎煮，去渣留汤。

2 汤中倒入淘洗好的粳米，补足水分，煮成稀粥，将熟时放入冰糖稍煮即可。

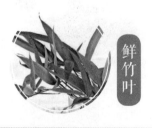

鲜竹叶

专家箴言

鲜竹叶可清火除烦，生津利尿，适合风热所致头痛面赤、目赤肿痛、心胸烦热、津伤口渴、咽喉肿痛、口舌生疮糜烂、小便黄赤短少者食用。《日华子本草》说它"消痰，治热狂烦闷，中风失音不语，壮热，头痛头风，并怀妊人头旋倒地，止惊悸，温疫迷闷，小儿惊痫天吊"。现代研究证实，其有凉血退热、降低血压的作用。

脾胃虚寒、便溏腹泻者不宜多吃。

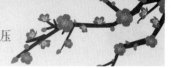

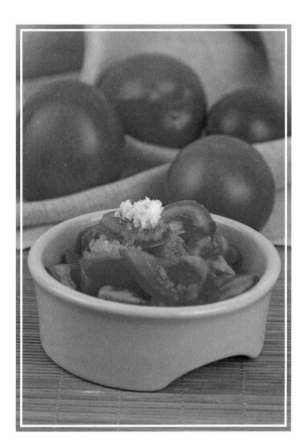

凉拌番茄

〔出处〕

民间验方。

〔功效〕

凉血平肝，降压利尿，用于肝热火旺、高血压、眼底出血、小便短赤。

〔材料〕

番茄（大、小番茄均可）200克。

〔调料〕

白糖适量。

〔做法〕

番茄去蒂，洗净，切小块，撒上白糖拌匀食用。

专家箴言

　　番茄也叫西红柿，有生津止渴、清热解毒、降血压、利小便的作用。生食番茄，其清肝降火、凉血降压的效果更好，适合肝火旺盛所致的高血压、眼底出血、小便短赤、津干口渴、食欲不振者日常调养，也适合心血管病、肝病、肾病患者常食。

　　此方老少皆宜，体热上火者多食无妨，但虚寒腹泻者不宜过多生食，最好煮熟食用。

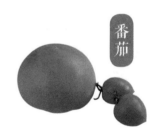

番茄

芹菜炒百合

〔出处〕

民间验方。

〔功效〕

降压除烦，安神助眠，清热养阴，用于心肝火旺、阴虚内热所致高血压、心烦易怒、烦热失眠等。

〔材料〕

西芹200克，鲜百合50克。

〔调料〕

香油、盐各适量，葱花少许。

〔做法〕

1 将西芹择洗干净，切斜段；鲜百合择成小片，洗净。

2 炒锅烧热，倒入油，下葱花爆香，放入西芹、百合翻炒，加入盐调味，淋香油即可。

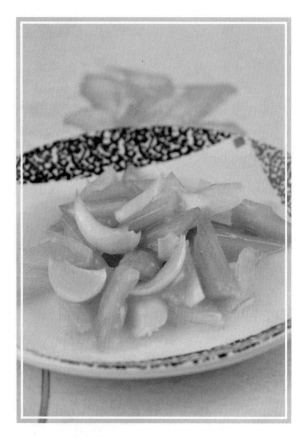

专家箴言

芹菜也叫旱芹、药芹，可平肝凉血，清热利湿，降压除烦，适合高血压、冠心病、慢性肝炎者常食。百合是养阴润燥的常用食材，对阴虚内热所致的烦渴、失眠多梦、精神恍惚有良效。

此方可平肝降火，改善肝火旺盛所致血压高、面红目赤、津干口渴、烦躁易怒、失眠、神经衰弱等症状。

风寒痰嗽、虚寒腹泻者不宜多吃。

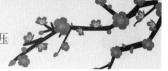

合欢花蒸肝

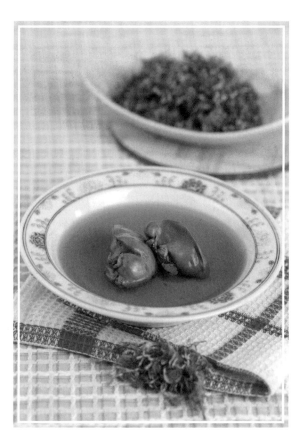

〔出处〕

《四川中药志》。

〔功效〕

解郁活络，养肝明目，用于风火眼疾、肝郁失眠。

〔材料〕

合欢花10克，鸡肝100克。

〔调料〕

香油、生抽、香葱各适量。

〔做法〕

1 将鸡肝洗净、切片，焯水后放入蒸碗，放入合欢花、香葱，加适量水和生抽。

2 将蒸碗放入蒸锅，大火蒸30分钟即成。

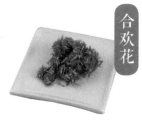

合欢花

专家箴言

　　合欢花也叫夜合花，可解郁理气，安神活络，消风明目，常用于风火眼疾、视物不清、咽痛、痈肿及郁结胸闷、失眠健忘等。《分类草药性》说它"能清心明目"。

　　治风火眼疾时，合欢花多配鸡肝、羊肝或猪肝等蒸服，故此方中的鸡肝也可用其他肝代替。此方对因肝郁不舒引起的忧郁失眠、心神不安也有很好的调养作用。

茭白芹菜汤

〔出处〕

民间验方。

〔功效〕

平肝降火，清热除烦，用于高血压、心胸烦热。

〔材料〕

鲜茭白、芹菜各100克。

〔调料〕

香油、生抽各适量。

〔做法〕

1 将茭白、芹菜分别洗净，切片。

2 锅中放入茭白、芹菜和水，煮10分钟，加入调料即可。

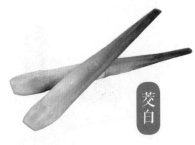

茭白

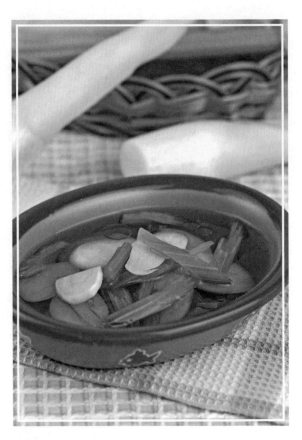

专家箴言

茭白又叫茭白笋、菰菜，味甘，性寒，可清热除烦、生津止渴，通利大小便，常用于心烦口渴、小便不利、热性便秘等。《本草纲目》说它"利大小便，止热痢，除目黄，止渴"。

芹菜有显著的降血压、镇定神经中枢作用，对高血压、眩晕头痛、面红目赤、血淋、痈肿、虚烦失眠等均有疗效。

虚寒便溏腹泻者不宜多吃。

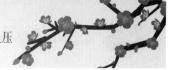

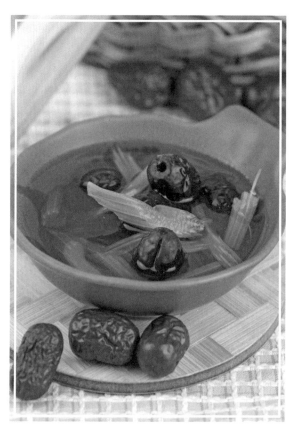

大枣芹菜汤

[出处]

民间验方。

[功效]

补肝血，退虚热，平肝阳，除肝风，用于血虚肝风所致的高血压、眩晕头痛、心烦失眠。

[材料]

芹菜100克，大枣50克。

[做法]

1 将芹菜择洗干净，切斜段；大枣去核，洗净。

2 先将大枣放入锅中，加适量水，煮30分钟，再放入芹菜，继续煮15分钟即成。

专家箴言

　　芹菜是天然降压良药。《本草推陈》说它"治肝阳头昏。面红目赤，头重脚轻，步行飘摇等症"。《陕西草药》说它"祛风，除热，散疮肿。治肝风内动，头晕目眩，寒热头痛，无名肿毒"。大枣健脾补中，养血安神，是补益气血的好材料。

　　此方适合血虚内热、肝风内动所致的高血压、眩晕头痛、烦躁失眠者调养，对皮肤瘙痒、疮疖肿痛、神经衰弱也有改善作用。

雪羹汤

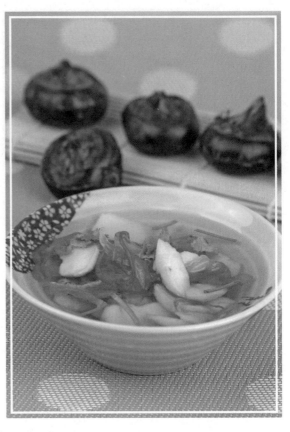

〔出处〕

《古方选注》。

〔功效〕

清热化痰，滋阴清火，用于肝阳上亢所致的高血压。

〔材料〕

海蜇丝50克，荸荠100克。

〔调料〕

香菜段、盐各少许。

〔做法〕

1 海蜇丝洗净；荸荠去皮洗净，切片。

2 海蜇丝、荸荠放入锅中，加适量水，煮15分钟，加盐调味，盛入碗中，撒上香菜段即成。

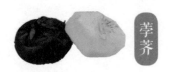
荸荠

专家箴言

　　海蜇皮化痰消积，祛风除湿，可治头风。《本草纲目拾遗》说它"消痰行积，止带祛风"。荸荠清热止渴，利湿化痰，降压明目，常用于高血压、眼目昏花、热病伤津烦渴、湿热黄疸、小便不利等。《食疗本草》说它"消风毒，除胸中实热气。可作粉食。明耳目，止渴，消疸黄"。此方滋阴润燥，是防治肝阳上亢型高血压的常用食疗方。

　　体质虚寒、便溏腹泻者不宜食用。

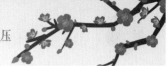

菊花猪肝汤

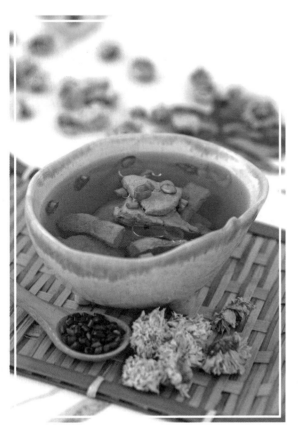

专家箴言

　　菊花可平降肝阳，清肝火，散风热，对缓解肝阳上亢或风热引起的头痛、眩晕眼花、目赤肿痛等十分有效。决明子能清泄肝胆郁火，疏散风热，常用于肝火上扰或风热上壅头目所致的目赤肿痛、羞明多泪、头痛眩晕、目暗不明。猪肝有养肝补血的功效。

　　此方适合血虚肝热、肝火上扰所致高血压者常食，尤宜头痛眩晕、目赤肿痛者。

　　脾胃虚寒、便溏泄泻者不宜多吃。

〔出处〕

民间验方。

〔功效〕

清肝明目，养血补虚，用于血虚肝热所致高血压、眩晕眼花、目赤肿痛。

〔材料〕

白菊花、决明子各10克，猪肝100克，香葱末少许。

〔调料〕

香油、鸡精、盐各适量。

〔做法〕

1　锅中放入捣碎的决明子和白菊花，煎煮后滤渣留汤。

2　猪肝洗净、切片，下入汤中滑散，煮沸后撇净浮沫，加盐、鸡精调味，盛入碗中，放入香油、香葱末即可。

菠菜
野菊汤

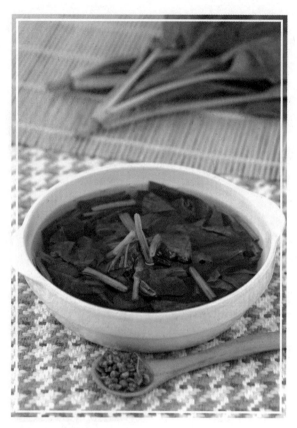

[出处]

民间验方。

[功效]

解毒疏风，清肝明目，用于
肝经风热、目赤肿痛。

[材料]

菠菜250克，野菊花10克。

[调料]

白糖适量。

[做法]

1 将菠菜择洗干净，切段。

2 先将野菊花放入锅中，加
适量水，煮15分钟，滤渣
留汤，再放入菠菜段，稍
煮，加入白糖调味即可。

专家箴言

　　菠菜可滋阴润燥，平肝降火，常用于高
血压、头痛目眩、风火赤眼、热性便秘等。

　　野菊花是清热解毒的良药，且有明显的
降血压、抗病毒、抗菌作用，多用于心肝热
盛所致高血压、目赤肿痛、头痛眩晕、疔疮
痈肿等。

　　此汤适合肝经风热所致高血压者常食。
由于其味道苦涩，最好加蜂蜜调味。

　　脾胃虚寒、便溏腹泻者不宜多吃。

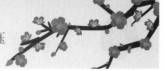

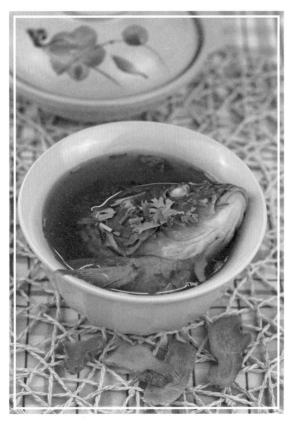

天麻
鱼头汤

[出处]

民间验方。

[功效]

平肝宁神，活血止痛，用于高血压、头痛眩晕、失眠健忘、耳鸣、肢麻。

[材料]

天麻10克，鲤鱼鱼头1个。

[调料]

香菜末少许，料酒15克，盐、胡椒粉各适量。

[做法]

1 天麻加水煎汤，过滤取汁。

2 鱼头洗净，用开水焯烫一下，加适量水和料酒，小火煮20分钟，倒入药汁、盐、胡椒粉，略煮后撒上香菜末即可。

专家箴言

　　天麻又名定风草、赤箭，可用于高血压的辅助治疗。天麻可息风止痉、平抑肝阳、祛风通络，常用于肝阳上亢或肝风内动引起的高血压、眩晕眼花、头胀头痛、失眠健忘、肢体麻木、癫痫抽搐、风湿痹痛以及脑卒中所致肢体不遂、语言不顺等。鱼头可补脑健脑，保护血管，对缓解头痛、健忘、失眠、耳鸣等均有益。

　　天麻甘平质润，但过量使用会有过敏反应，以不超过10克为宜。

71

藕豆煎

〔出处〕

《岭南采药录》。

〔功效〕

清热解毒，凉血降压，用于内热上火、目赤肿痛、眼底出血、烦渴、高血压。

〔材料〕

带节莲藕100克，绿豆30克。

〔做法〕

1 将带节莲藕洗净，去皮，切丁；绿豆洗净。

2 锅中放入藕丁和绿豆丁，加适量水，煮至豆烂即可。

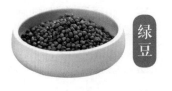

绿豆

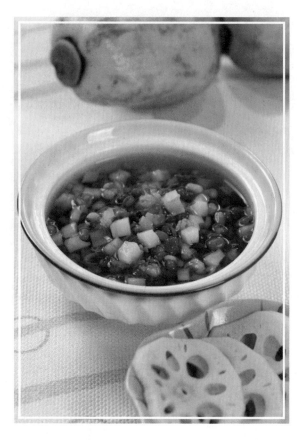

专家箴言

　　莲藕可清热凉血，散瘀解毒，止渴除烦，常用于热病烦渴及各类出血证。绿豆清热解毒，善治风热、湿热、暑热、内热火盛等所致的毒火疮疖、痈肿热痛。

　　《岭南采药录》中记载："治眼热赤痛：取莲藕一个，连节，以绿豆入满其中空处，水数碗，煎至半碗，连藕食之。"

　　此方尤宜风热高血压、目赤肿痛、眼底出血及心烦口渴者食用。脾胃虚寒者不宜食用。

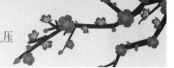

清脑羹

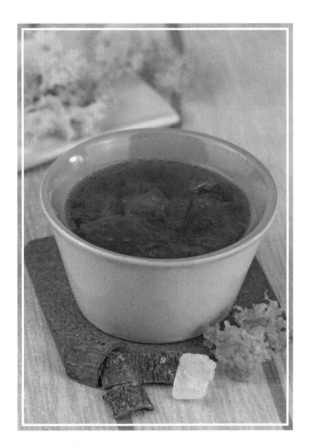

〔出处〕

《中国药膳学》。

〔功效〕

滋阴润燥，降压清脑，用于肝阳上亢或肝肾不足所致高血压、头痛眩晕、眼花耳鸣、失眠健忘、中风。

〔材料〕

水发银耳50克，杜仲10克。

〔调料〕

冰糖50克。

〔做法〕

1 杜仲放入锅中，加水，煮30分钟，去渣留汤。

2 汤中放入择洗净的银耳，煮至熟烂，再调入冰糖，稍煮即可。

专家箴言

　　银耳是滋阴润燥、解毒、补虚的滋补佳品。现代研究证实，其有养肝益血、软化血管、抗凝血、抗血栓、抗炎、抗肿瘤、抗衰老的作用，对改善高血压、血管硬化、肝炎、肝硬化等十分有益。

　　杜仲可补肝肾，强筋骨，且有显著降压作用，常用于老年肝肾亏虚型高血压、中风，并可缓解腰膝酸痛、筋骨无力、耳鸣眼花、失眠健忘等其他肾虚症状，老人尤宜食用。

冰糖夏枯草

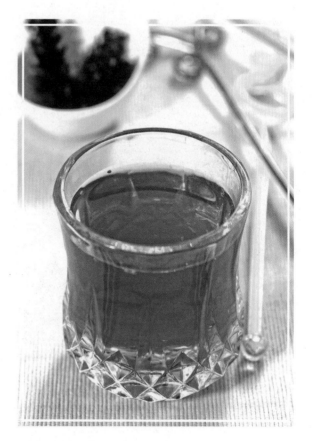

〔出处〕

《闽东本草》。

〔功效〕

清肝明目，散结消肿，用于肝火上炎所致高血压、头痛眩晕、风火眼疾等。

〔材料〕

夏枯草10克。

〔调料〕

冰糖15克。

〔做法〕

将夏枯草放入锅中，加适量水，小火煎煮15分钟，再加入冰糖，继续煮5分钟，滤渣取汁饮用。

 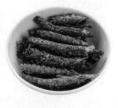

专家箴言

夏枯草是凉茶的常用材料，可清火明目，散结消肿，尤其擅长清泻肝火，有明确的降血压作用。常用于肝火上炎所致目赤肿痛、头痛眩晕等，并对人体淋巴结节、腮腺炎、乳腺炎、甲状腺肿大及肝病等均有一定的防治作用。

此方尤宜肝经风热及肝火上炎所致的头痛眩晕、高血压、目赤肿痛者日常饮用。

脾胃寒弱、气虚者不宜多饮。

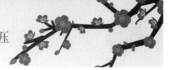

桑菊饮

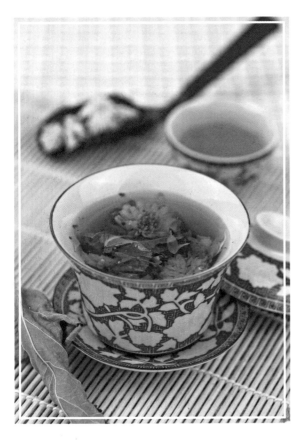

〔出处〕

《温病条辨》。

〔功效〕

疏风，清热，明目，用于风热眩晕头痛、目赤肿痛、多泪、高血压。

〔材料〕

霜桑叶（经霜桑叶功效更佳）8克，菊花5克。

〔做法〕

将桑叶和菊花放入茶壶中，以沸水冲泡，加盖闷10分钟后饮用。可多次冲泡，代茶频饮。

专家箴言

　　桑叶可疏散风热，清肝明目，常用于风热感冒、头晕头痛、目赤昏花等，尤宜肝阳上扰、肝肾阴虚所致眼目昏花、目赤肿痛、头痛等。桑叶常与功效类似的菊花搭配使用，也常添加枸杞子、夏枯草等同用。

　　此茶是古方的精简方，适合肝阳上亢型高血压者，可缓解头痛眩晕、烦躁易怒等，还可用于肝火上炎、风热上扰引起的目赤涩痛、多泪等眼疾。

　　虚寒泄泻、风寒感冒者不宜饮用。

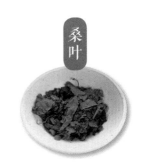

桑叶

桑菊薄竹饮

〔出处〕

《广东原茶方》。

〔功效〕

散风热，清肝火，用于内热或外感所致的目赤、头痛、发热、喉痛等症。

〔材料〕

桑叶、菊花各 10 克，苦竹叶、白茅根各 15 克，薄荷 6 克。

〔做法〕

将所有材料放入杯中，用沸水冲泡，闷泡30分钟后代茶频饮。

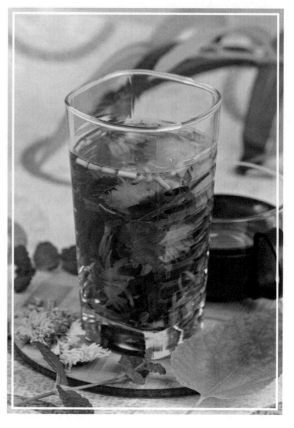

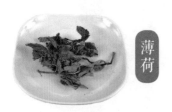

薄荷

专家箴言

　　此方为肺肝有热时的常用调养品。桑叶、菊花辛凉解表，尤以清肺肝大热、明目为长；苦竹叶、白茅根苦凉，善清肺心之内热；薄荷辛凉，除可宣散肺之表热，还可疏解肝之郁热，是清利头目的佳品。

　　以上材料合用，可清散表里之火热，尤宜火热上炎头面所致头痛、目赤、咽肿及风热感冒者，也可作为夏季防暑清凉饮料。

　　虚寒腹泻及风寒感冒者不宜饮用。

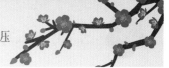

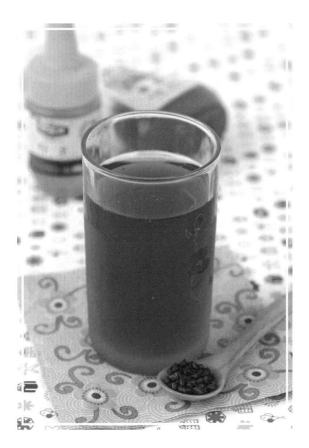

决明蜂蜜饮

[出处]

民间验方。

[功效]

泻肝火，明目，解毒，通肠，用于肝阳上扰所致头晕目眩、目赤肿痛、高血压及便秘。

[材料]

决明子10克。

[调料]

蜂蜜适量。

[做法]

将决明子捣碎，放入茶杯中，冲入沸水，闷泡15分钟后倒出，稍晾后调入蜂蜜拌匀饮用。

专家箴言

决明子清肝明目，既能清泄肝胆郁火，又能疏散风热，善治肝火上扰或风热上壅头目所致的目赤肿痛、羞明多泪等症。《神农本草经》说它"治青盲，目淫肤赤白膜，眼赤痛，泪出，久服益精光"。其降压作用也十分明显，且持续时间较长，可用于高血压。此外，决明子还可利水通便，常用于肝炎、肝硬化腹水、习惯性便秘等。

此饮有缓泻作用，气虚便溏泄泻者不宜多饮。

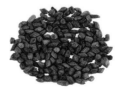

决明子

枸杞菊花茶

〔出处〕

民间验方。

〔功效〕

养肝滋肾，疏风明目，用于高血压并发眼疾以及脂肪肝等各类肝病。

〔材料〕

枸杞子10克，白菊花3克。

〔调料〕

冰糖适量。

〔做法〕

将菊花、枸杞子、冰糖放入杯中，冲入沸水，加盖闷泡10~15分钟即可饮用，可多次冲泡，代茶频饮。

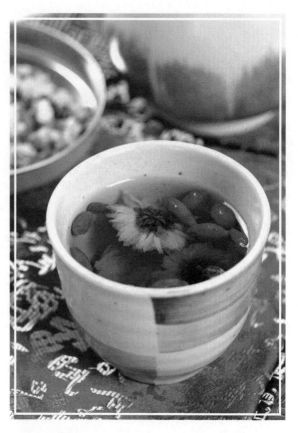

专家箴言

枸杞子滋补肝肾，益精明目；菊花疏散风热，清肝明目。此茶是传统的养肝护眼良方，适合肝肾不足或风阳上扰所致高血压、风热头痛、头晕目眩者常饮，尤宜高血压兼有视物昏花、眼睛酸胀干涩、分泌物多、目赤肿痛、夜盲、羞明多泪、白内障等眼疾者，肝炎、脂肪肝、酒精肝、肝硬化、肝癌等肝病患者也宜常饮。

脾虚泄泻者不宜多饮。

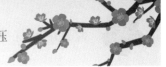

天麻
川芎茶

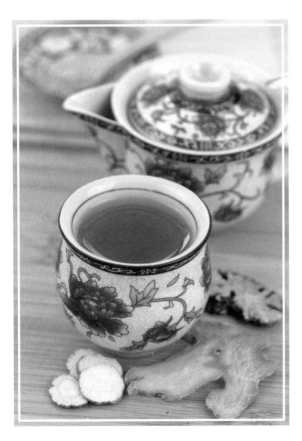

[出处]

《普济方》。

[功效]

养血祛风，清窍止痛，用于肝虚风扰、肝阳上亢所致头风眩晕、偏正头痛。

[材料]

天麻5克，川芎10克，白芷3克，绿茶（清明、谷雨前采摘的"两前茶"最佳）3克。

[做法]

1 将川芎、天麻、白芷分别研为细末，混合均匀，盛入茶袋中，封好口。

2 将茶袋与绿茶一起放入茶壶中，冲入沸水，闷泡15分钟，代茶频饮。

专家箴言

　　此方由《普济方》中的"天麻丸"改制而成。天麻平肝息风止痉，川芎活血行气，白芷祛风止痛，绿茶清利头目。此茶适合肝虚风扰所致头风作痛者，如有偏正头痛、风热头痛、眩晕欲倒、头项急痛、肩背拘挛、神昏多睡、肢体麻木者皆宜。头痛发作时饮用此茶效果最好，适当加酒饮服亦可。

　　高血压、冠心病患者均宜饮用。气血极虚弱者慎服。

罗布麻茶

[出处]

《新疆中草药手册》。

[功效]

平肝息风,清热降压,强心利尿,用于头晕目眩、头痛脑胀、高血压、心脏病、神经衰弱、肝炎腹胀、肾炎水肿等。

[材料]

罗布麻叶6克。

[做法]

将罗布麻叶放入杯中,以沸水冲泡,闷泡10分钟后代茶频饮。

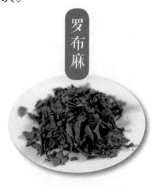

罗布麻

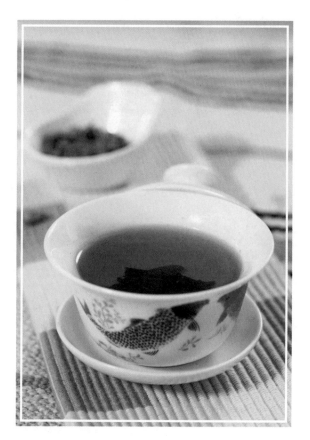

专家箴言

罗布麻有平抑肝阳、清泻肝热的功效,可用于肝阳上亢及肝火上攻引起的头晕目眩、头痛脑胀、烦躁失眠、神经衰弱、失眠多梦等。因其具有较好的降压、强心、利尿作用,尤宜高血压伴有心脏病、肾病水肿以及肝硬化腹水者。

注意要选择经蒸炒揉制加工过的罗布麻叶,而不要直接用未经加工的鲜罗布麻叶泡水饮用,以免发生不良反应。

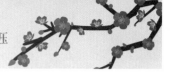

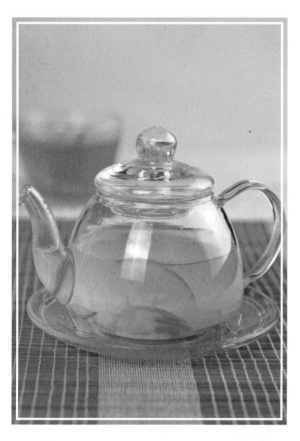

蜂蜜柚子茶

〔出处〕

民间验方。

〔功效〕

降压利尿，行气解郁，用于高血压、面红目赤、心胸胀闷、烦躁易怒、气逆咽肿。

〔材料〕

新鲜带皮柚子100克。

〔调料〕

蜂蜜15克，冰糖10克。

〔做法〕

新鲜带皮柚子洗净（果皮充分刷洗）后切成小片，和冰糖一起放入锅中，加适量水，大火煮沸，改小火煮20分钟，晾凉后加入蜂蜜即可。

专家箴言

柚子果肉清热去火，生津利尿，有显著的降血压、消水肿作用，适合高血压及水肿者常食。柚子皮理气化痰，宽胸解郁，可缓解肝郁气滞、心胸胀闷。果肉带皮合用，既可降压，又能理气，适合肝火上炎、上扰头面心胸所致诸症。

柚子皮容易存留农药及污物，应用果蔬清洁剂充分刷洗后再使用。带皮柚子直接用较为苦涩，添加蜂蜜和冰糖可改善口感。

脾胃虚寒、腹泻便溏者不宜多饮。

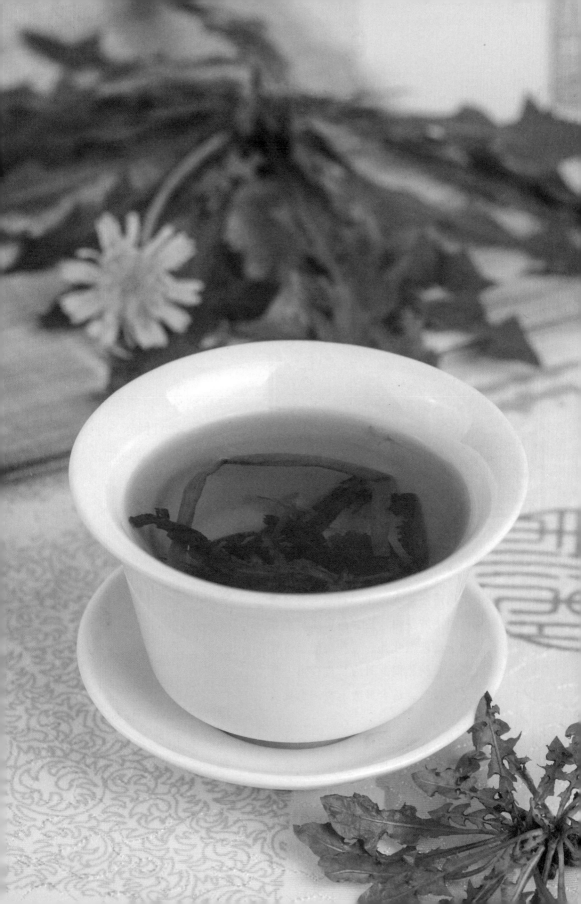

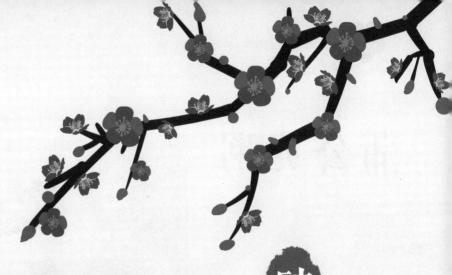

肆

清热解毒，凉血止血消疮痈

用于肝热毒火所致痤疮、疖肿、乳痈及各类出血证。

蒲公英粥

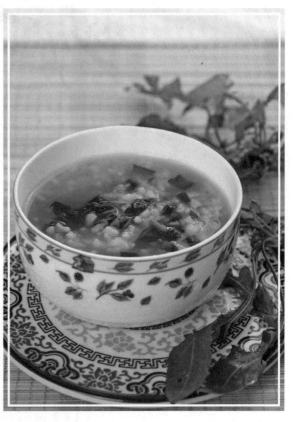

[出处]

《粥谱》。

[功效]

清热解毒，用于热毒疮痈、传染性肝炎、乳腺炎等。

[材料]

鲜蒲公英60克（或干品30克），粳米60克。

[做法]

1 将蒲公英洗净，切碎。

2 淘洗好的粳米放入锅中，加适量水，煮至粥稠时放入蒲公英，再稍煮即成。

《本草正义》说蒲公英"治一切疔疮、痈疡、红肿热毒诸证，可服可敷，颇有应验，而治乳痈乳疖，红肿坚块，尤为捷效"。

专家箴言

蒲公英可清热解毒，消肿散结，利尿通淋，对肝热毒火所致乳痈肿痛、疔疮有良好的效果。《唐本草》说它"主妇人乳痈肿"。《本草衍义补遗》说它"化热毒，消恶肿结核，解食毒，散滞气"。《本草经疏》说它"当是入肝入胃，解热凉血之要药。乳痈属肝经，妇人经行后，肝经主事，故主妇人乳痈肿乳毒"。也常用于乳腺增生、乳癌、肝炎。

阳虚外寒、脾胃虚弱者忌用。

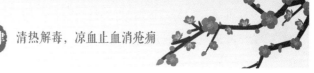

生地黄粥

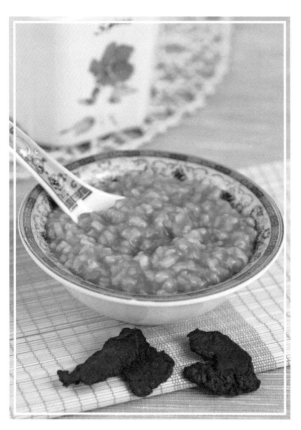

[出处]

《医学入门》《遵生八笺》。

[功效]

降心火，凉肝血，用于血热入肝、阴虚内热所致目赤肿痛、疔疮疖肿、妇女崩漏。

[材料]

生地黄30克，粳米60克。

[做法]

1 先将生地黄放入锅中，加适量水煮30分钟，滤渣留汤。

2 汤中倒入淘洗净的粳米，煮至粥成即可。

专家箴言

生地黄也叫地黄、生地，味甘、苦，性寒，可清热凉血，养阴生津，常用于阴虚内热诸症。《本草备要》说它"大泻火。经漏不止日崩，血热则妄行，宜以此凉之"。《本草蒙筌》说它"治妇人月经闭绝，产后血上攻心。妊娠下血漏胎，崩中下血不止"。此粥适合阴虚内热、血热妄行所致目赤肿痛、痈疖肿毒、妇女崩漏者食用。

脾虚泄泻者不宜多吃。

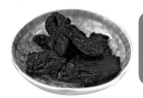

生地黄

绿豆海带薏仁粥

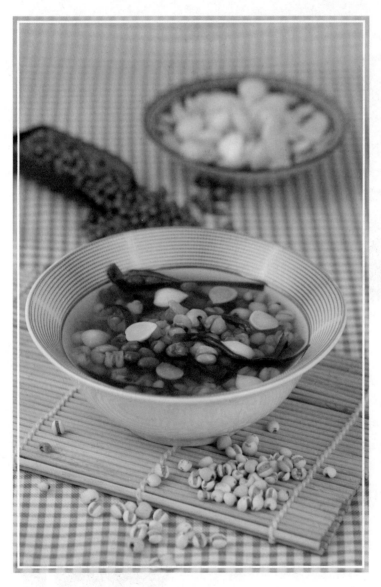

[出处]

民间验方。

[功效]

清热解毒，利水消肿，用于湿热毒火所致恶疮脓肿、湿疹瘙痒、热毒结节、疮痈脓血等。

[材料]

绿豆20克，鲜海带丝50克，薏苡仁30克，杏仁5克。

[调料]

盐适量。

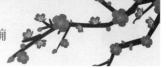

[做法]

1 将鲜海带丝洗净，切段。

2 绿豆、薏苡仁、杏仁分别洗净，放入锅中，加适量水，煎煮30分钟。

3 再放入海带丝，继续煮15分钟，加盐调味即成。

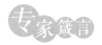

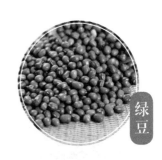
绿豆

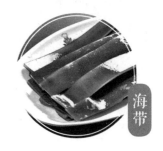
海带

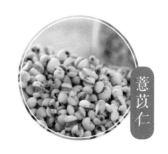
薏苡仁

绿豆可清热解毒，生津止渴，利水消肿，常用于疮毒痈肿、暑热烦渴、水肿。《开宝本草》说它"煮食，消肿下气，压热解毒"。《本草纲目》说它"治痘毒，利肿胀"。《本草求真》说它"凡脏腑经络皮肤脾胃，无一不受毒扰，服此性善解毒，故凡一切痈肿等症无不用此奏效"。

海带也叫昆布，可消痰软坚，利水退肿，常用于风热气毒蕴结所致甲状腺结肿、淋巴结核等，也适合有痰饮水肿、血压高者调养。《名医别录》说它"主十二种水肿，瘿瘤聚结气，瘘疮"。

薏苡仁也叫苡仁、薏米，可利湿除痹，清热排脓，常用于水肿、脚气、小便不利等，也常用于抗癌。《本草新编》中说："薏仁最善利水，不至损耗真阴之气，凡湿盛在下身者，最宜用之，视病之轻重，准用药之多寡，则阴阳不伤，而湿病易去。"

脾胃虚寒滑泄者不宜多吃。

此方除了可用于各类湿热毒火所致的痈肿结节外，也适合高血压、高血脂、脂肪肝、肝硬化、肝癌患者常食。

荠菜炒鸡蛋

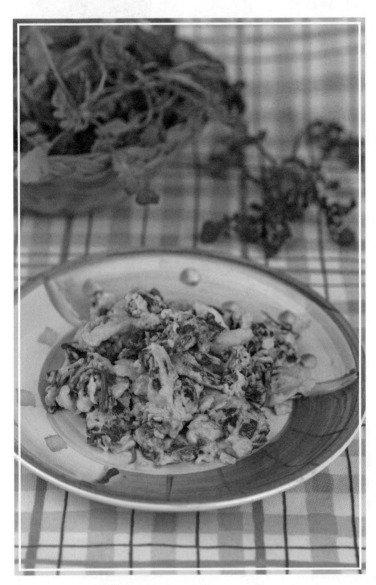

[出处]

民间验方。

[功效]

凉肝止血，平肝明目，清热利湿，用于肝火旺盛所致痈肿毒疮、血热妄行所致各类出血证。

[材料]

荠菜70克，鸡蛋2个，葱花少许。

[调料]

盐适量。

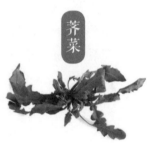

荠菜

[做法]

1 将荠菜焯水后切碎，放入碗中，打入鸡蛋，加葱花和盐，搅匀。

2 锅中倒入油烧热，放入荠菜蛋液，炒熟即成。

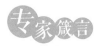

荠菜有明显的止血作用，并能清热利尿，明目降压，常用于水肿、高血压、吐血、尿血、便血、血崩、月经过多、目赤肿痛、眼底出血等。《陆川本草》说它"消肿解毒，治疮疖，赤眼"。《现代实用中药》说它"止血。治肺出血，子宫出血，流产出血，月经过多，头痛、目痛或视网膜出血"。

鸡蛋滋阴润燥，养血补虚，可用于热病烦闷、目赤咽痛。《神农本草经》说它"主除热火疮，痫痉"。《药性论》说它"治目赤痛"。

民间有"三月三，荠菜煮鸡蛋"的说法，此时荠菜鲜嫩，遍地生长，食用此菜能起到清热养肝、防病养生的作用，正符合"春季养肝"的原则。

荠菜有刺激子宫收缩的作用，孕妇不宜。

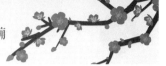 **延伸用法：荠菜汁**

[出处]

《太平圣惠方》。

[功效]

治目赤痛、眼底出血、崩漏、月经过多、尿血、吐血、腹大肿满。

[材料]

荠菜200克。

[做法]

将荠菜洗净，放入打汁机中，加适量水，搅打成汁，滤渣取汁饮用。

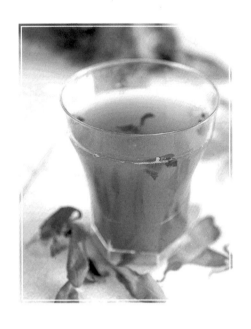

凉拌 马齿苋

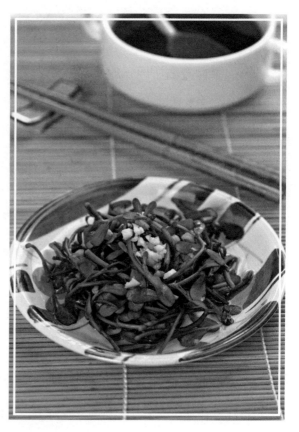

〔出处〕

民间验方。

〔功效〕

清热解毒，降火消炎，用于
各类炎症肿痛、血热出血。

〔材料〕

马齿苋250克。

〔调料〕

生抽、白糖、白醋各 10 克，
蒜末 20 克，盐、鸡精各适量。

〔做法〕

1 将马齿苋洗净，切长段，
用少许盐拌匀，静置15分
钟，挤净汤汁后装盘。

2 放入所有调味料，搅拌均
匀即可。

专家箴言

　　马齿苋可清热解毒，凉血止血，抗菌消炎，
常用于血热毒盛所致痈肿疮疡、血热妄行所
致出血证等。《本草纲目》说它"散血消肿，
利肠滑胎，解毒通淋"。《医学入门》中说"马
齿苋味酸大寒，散血凉肝退翳漫，止渴利便
攻赤痢，风热痈疮捣汁餐"。此方尤宜痈肿
恶疮、乳腺炎、化脓性皮肤病、热毒痢疾以
及血热妄行所致尿血、便血、子宫出血者。

　　虚寒腹泻者不宜食用，孕妇禁用。

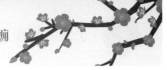

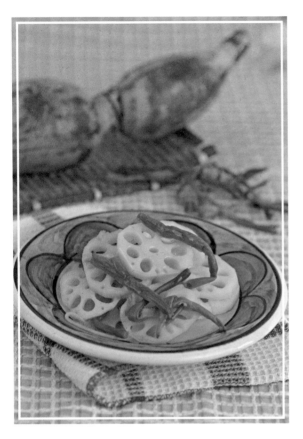

黄花拌藕节

　　黄花菜也叫金针菜、萱草，可舒肝解郁，清热利尿，凉血止血，常用于月经不调、鼻出血、黄疸、尿血等。藕节能止血散瘀，用于吐血、咯血、尿血、崩漏诸症。

　　倒经也叫代偿性月经，是指与月经周期相似的周期性非子宫出血，多见为与经期相伴的鼻出血（经行吐衄），也可见其他部位出血。此病多与肝经郁火、火热气逆伤及经络、血热妄行有关。常食此方可疏肝解热、清热凉血，能起到一定的调理作用。

〔出处〕

民间验方。

〔功效〕

疏肝解郁，清热凉血，用于肝经郁热、血热妄行所致倒经、崩漏等出血证。

〔材料〕

黄花菜30克，带节藕100克。

〔调料〕

白糖、醋、盐、鸡精各适量。

〔做法〕

1 将黄花菜择洗干净，切段；带节藕去皮，洗净，切片，都焯熟，装盘。

2 放入各调料拌匀即成。

三七藕蛋羹

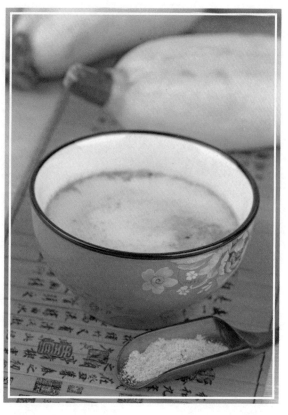

〔出处〕

《同寿录》。

〔功效〕

止血，散瘀，养血，用于吐血、鼻出血、眼底出血等出血证。

〔材料〕

三七粉3克，藕汁1小杯，鸡蛋1个。

〔调料〕

盐、香油各适量。

〔做法〕

鸡蛋打入小碗中，加三七粉、藕汁、盐、香油，调匀，上蒸锅蒸熟即可。

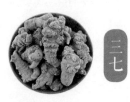

 专家箴言

此方为治疗出血证的代表方。三七散瘀止血，消肿定痛，用于咯血、吐血、鼻血、便血、崩漏、眼出血等各类出血证。藕汁清热凉血，止血散瘀，用于口鼻出血、下血。《日用本草》说它"凡呕血、吐血、出血、败血，一切血症宜食之"。搭配鸡蛋，兼能滋阴养血。

此方既能止血，又能活血化瘀，兼可养血补虚，具有止血不留瘀的特点，尤宜出血兼有瘀滞或长期出血兼有贫血者。

孕妇不宜食用。

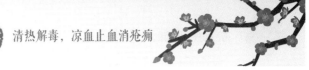

白茅根丝瓜汤

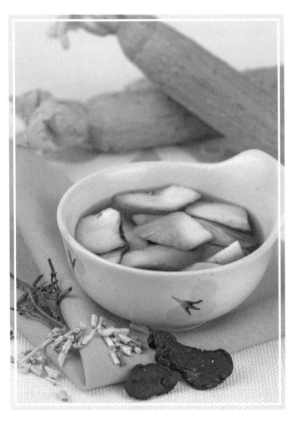

[专家箴言]

白茅根可凉血止血，清热利尿，用于血热出血、黄疸、水肿、热淋涩痛等。丝瓜清热化痰，凉血解毒，用于身热烦渴、崩漏血淋、疔疮痈肿。旱莲草滋补肝肾，凉血止血，用于阴虚血热、吐血、鼻血、尿血、崩漏下血等。生地黄清热凉血，养阴生津，用于血热出血诸症。

此方每日1剂，可连用10天，于经前3～5天服用效果更好。对血热妄行引起的吐血、鼻血、尿血等其他出血症也有良效。

虚寒腹痛者不宜多吃。

[出处]

民间验方。

[功效]

滋阴清热，凉血止血，用于血热妄行所致月经过多、经色紫黑。

[材料]

丝瓜150克，白茅根、生地黄各20克，旱莲草10克。

[调料]

白糖适量。

[做法]

1 将丝瓜去皮，切块。

2 将白茅根、生地黄、旱莲草放入锅中，加适量水煮30分钟，去渣留汤。

3 汤中放入丝瓜和白糖，继续煮5分钟即成。

二鲜饮

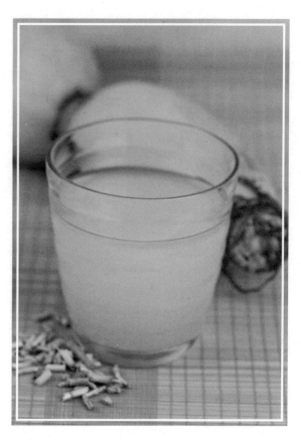

〔出处〕

《医学衷中参西录》。

〔功效〕

清热，凉血，止血，用于血热妄行所致倒经、鼻出血、吐血、尿血、咳血等。

〔材料〕

鲜藕50克，白茅根20克。

〔做法〕

将鲜藕洗净，切碎，和白茅根一起放入锅中，加适量水，煎煮30分钟，去渣取汁饮用。

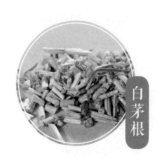

白茅根

专家箴言

白茅根凉血止血，清热利尿。鲜藕清热，凉血，散瘀。《医学衷中参西录》中记载："二鲜饮。鲜茅根四两，鲜藕四两。煮汁常常饮之，旬日中自愈……茅根善清虚热而不伤脾胃，藕善化瘀血而兼滋新血，合用之为涵养真阴之妙品。且其形皆中空，均能利水，血亦水属，故能引泛滥逆上之血徐徐下行，安其部位也。"

虚寒滑泻者不宜多饮。

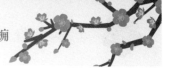

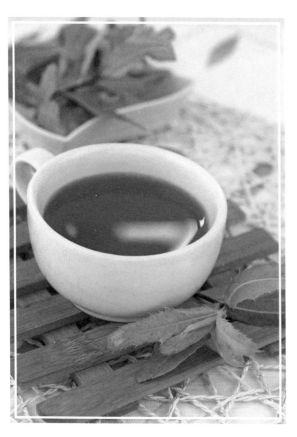

大小蓟饮

〔出处〕

《圣济总录》。

〔功效〕

清热解毒，凉血止血，用于肝经热盛、血热妄行所致吐血、鼻血、咯血、便血、崩漏等出血证，防治肝炎。

〔材料〕

鲜大蓟、小蓟各30克（干品用量减半）。

〔做法〕

大蓟、小蓟洗净后放入锅中，加适量水煎煮20分钟，滤渣取汤饮用。

专家箴言

　　此方原用于血热引起的吐血、衄血（鼻出血），为治疗肝经热盛、血热妄行的常用品。大蓟、小蓟（刺儿菜）皆味苦，性寒，入心肝血分，长于清热凉血、止血，并兼有清热解毒、利尿降压、清肝利胆的功效，尤宜吐血、鼻血、尿血、热淋、功能性子宫出血者。因其有恢复肝功能、促进肝细胞再生的作用，也适合肝炎及其他肝病患者饮用。

　　脾胃寒弱、气血虚弱者及孕妇皆不宜多饮。

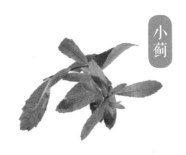

小蓟

蒲公英茶

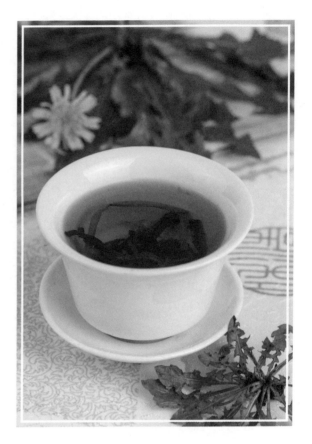

[出处]

《本草衍义补遗》。

[功效]

清热解毒，用于肝热毒火所致急性结膜炎、咽喉炎、疮疖、乳痈等各种炎症。

[材料]

蒲公英10克，金银花5克。

[做法]

蒲公英、金银花装入茶袋，置于杯中，冲入沸水，浸泡15分钟即可。每日1剂，可多次冲泡，代茶频饮。

此茶除了饮用外，也可以外用。将此汁直接滴入眼内，可治急性结膜炎引起的目赤红肿。用于乳痈、疮疖时，可直接外敷于红肿患处，可起到一定的消炎消肿作用。

专家箴言

蒲公英清热解毒，消肿散结，善治热毒所致乳痈肿痛、疔疮痈肿。金银花清热解毒，凉散风热，用于痈肿疔疮、喉痹、丹毒等。二者常搭配使用，可增强清热解毒的效果。《本草新编》中说："金银花得蒲公英而其功更大。"此茶能有效缓解红肿热痛，适合肝热毒火所致目赤红肿、咽喉肿痛、痤疮疖肿、湿毒疮疹、乳腺炎、化脓感染者。

脾胃寒弱、便溏腹泻者不宜内服。

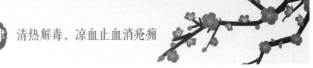

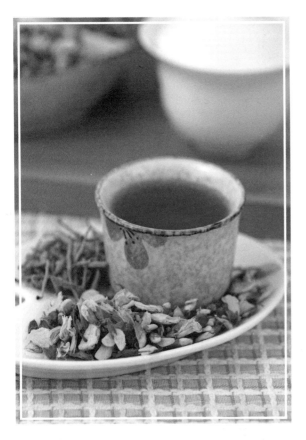

槐花茶

［出处］

《备急千金要方》。

［功效］

凉血止血，清肝明目，用于肝热头痛、目赤肿痛、痈肿疮疡、颈淋巴结核、乳痈及各类出血证。

［材料］

槐花 10 克，绿茶 2 克。

［调料］

蜂蜜 15 克。

［做法］

将槐花、绿茶放入杯中，以沸水冲泡，待温凉时调入蜂蜜饮用。早晚2次分饮。

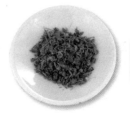
槐花

专家箴言

　　槐花能凉血止血，清肝泻火，可用于肝热目赤、头痛眩晕、乳痈、吐血、鼻出血、尿血、崩漏、便血、痔血、颈淋巴结核等，尤善治各类血热出血证。

　　绿茶可清头目，除烦渴，化痰，利尿，解毒，适合头痛目昏、心烦口渴、热毒痈疮者常饮。《随息居饮食谱》说它"清心神，凉肝胆，涤热，肃肺胃"。蜂蜜既可调味，也有一定的解毒作用。

　　脾胃虚寒者及孕妇不宜饮用。

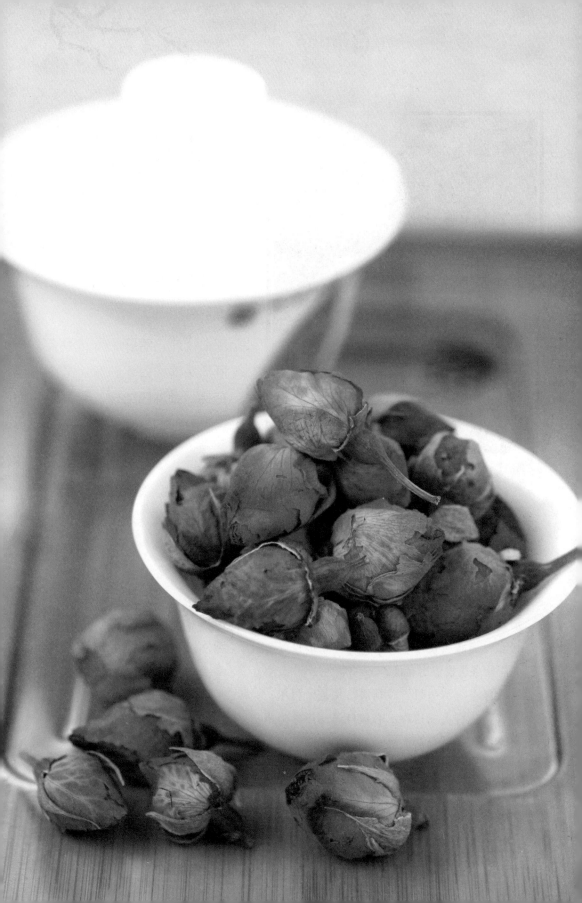

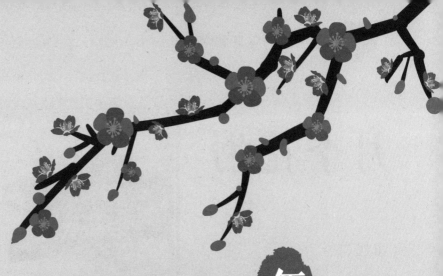

伍

活血化瘀，
调养肝血月经顺

用于肝血瘀滞所致月经不调、痛经、经闭、经前不适等。

月季花粥

[出处]

《粥谱》。

[功效]

疏肝理气，活血调经，用于肝郁气滞所致月经不调、瘀血腹痛、痛经闭经、赤白带下等。

[材料]

月季花5克，粳米100克。

[做法]

1 将粳米淘洗干净；月季花泡软。

2 煮锅中倒入粳米，加适量水，大火烧开，放入月季花，改小火煮至粥成。

痛经者在行经前3～5天食用，直至经来停用，可减缓痛经。

便溏腹泻、月经过多者及孕妇不宜。

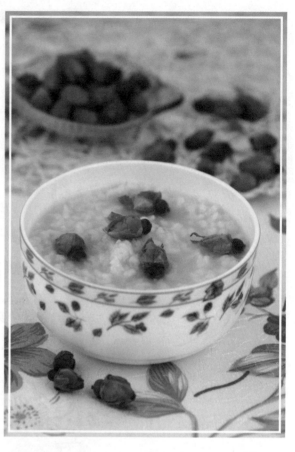

专家箴言

月季花味甘，性温，归肝经，为活血调经之要药，适用于肝郁不舒、经脉阻滞、月经不调、经闭、痛经等症。《本草纲目》说它"活血消肿，敷毒"。《泉州本草》说它"通经活血化瘀……止血止痛，消痈毒。治……瘰疬溃烂，痈疽肿毒，妇女月经不调"。《现代实用中药》说它"活血调经。治月经困难，月经期拘挛性腹痛"。

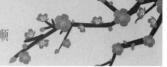

益母草粥

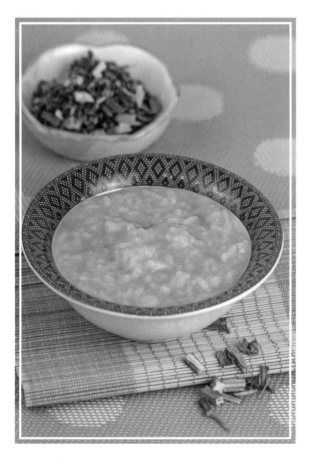

〔出处〕

《食医心鉴》。

〔功效〕

活血祛瘀，调经补血，用于气滞血瘀所致月经不调、痛经、崩中漏下、瘀血腹痛。

〔材料〕

益母草、粳米各60克。

〔调料〕

红糖适量。

〔做法〕

1 益母草放入锅中，加适量水，煮30分钟，去渣留汤。

2 汤中倒入淘洗好的粳米，补足水，煮成稀粥，调入红糖拌匀，趁热温食。

专家箴言

益母草味苦、辛，性微寒，可活血，祛瘀，调经，常用于月经不调、痛经、经闭、崩中漏下、产后恶露不尽、瘀血腹痛等。《本草汇言》中说："益母草，行血养血，行血而不伤新血，养血而不滞瘀血，诚为血家之圣药也……习俗以益母草有益于妇人，专一血分，故屡用之。然性善行走，能行血通经，消瘀逐滞甚捷。"

阴虚血少者及孕妇禁用。

当归大枣粥

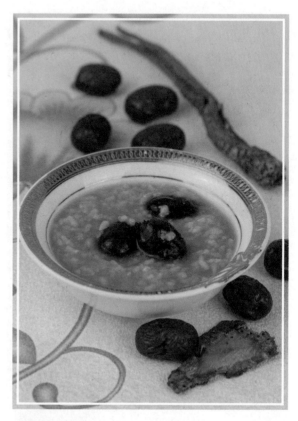

〔出处〕

民间验方。

〔功效〕

养肝补血，调经止痛，用于血虚、血瘀所致贫血、月经不调、痛经、面多瘀斑。

〔材料〕

粳米100克，当归、红枣各15克。

〔调料〕

白糖10克。

〔做法〕

1 粳米淘洗干净；红枣去核。

2 当归、红枣放入砂锅中，加适量水，煮20分钟，倒入粳米、白糖，继续煮至粥稠即成。

专家箴言

当归既能补血养血，又能活血化瘀，是调经止痛的良药，被称为"妇科圣药"。常用于血虚或血瘀诸症，如血虚萎黄、眩晕心悸、月经不调、经闭、痛经、崩漏、虚寒或瘀血腹痛等。《药性论》说它"破宿血，主女子崩中，下肠胃冷，补诸不足，止痢腹痛"。当归搭配益气补血的大枣，调理气血的效果更好。

湿阻中满、大便溏泄、经期血量多者及孕妇不宜食用。

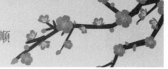

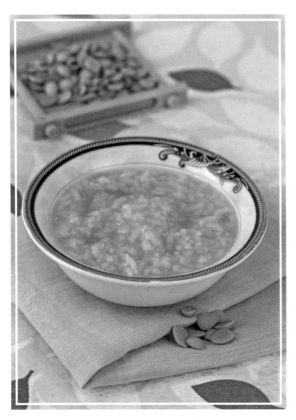

桃仁粥

[出处]

《食医心鉴》。

[功效]

祛瘀止痛，活血通经，用于肝血瘀滞所致月经不调、痛经、血瘀腹痛、妇科肿瘤。

[材料]

桃仁 15 克，粳米 100 克。

[调料]

白糖适量。

[做法]

锅中放入捣碎的桃仁和淘洗好的粳米，加适量水，上火烧开后，改小火煮40分钟至粥成，调入白糖食用。

专家箴言

　　桃仁可活血祛瘀，常用于血瘀所致经闭、痛经、瘀血肿痛、癥瘕（各类妇科肿瘤）等。《神农本草经》说它"主瘀血，血闭癥瘕，邪气"。《神农本草经疏》中说"（血）一有凝滞则为癥瘕，瘀血血闭，或妇人月水不通，或击扑损伤积血，及心下宿血坚痛，皆从足厥阴（即肝经）受病，以其为藏血之脏也。核仁苦能泄滞，辛能散结，甘温通行而缓肝，故主如上等证也"。

　　血虚、便溏者及孕妇不宜食用。

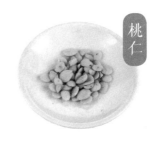

桃仁

薤白粥

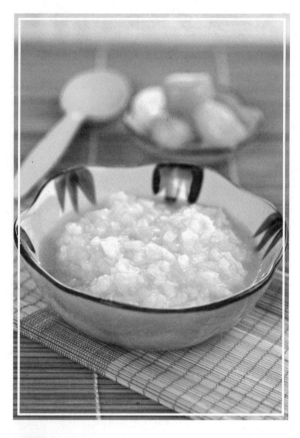

[出处]

《食医心镜》。

[功效]

行气止痛，用于肝气郁结、寒滞不消所致的痛经。

[材料]

薤白30克，粳米100克。

[调料]

盐少许。

[做法]

1 将薤白切碎；粳米淘净。

2 锅中放入粳米和薤白，加适量水，煮至粥稠，加盐调味即成。

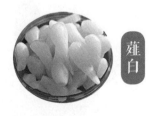

薤白

专家箴言

　　薤白也叫野蒜、小根蒜，味辛、苦，性温，可通阳散结，理气宽胸，行气导滞，适合肝郁气滞所致痛经、胸痹疼痛、脘痞不舒者以及虚寒腹痛、带下者食用。其尤善疏导寒滞之气，使肝气调畅，气血和顺。《食疗本草》说它"治妇人赤白带下"。有气滞或虚寒痛经者从行经前3天开始，连续7天食用此粥，可有所缓解。

　　内热、气虚者及孕妇不宜食用。

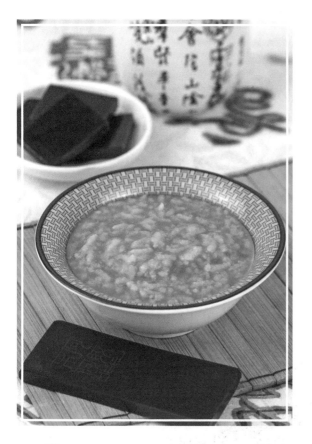

糯米
阿胶粥

〔出处〕

《食医心鉴》。

〔功效〕

养血，补虚，止血，用于血虚所致妇女月经不调、月经过少、崩中、吐血、鼻血。

〔材料〕

阿胶粉10克，糯米100克。

〔调料〕

红糖适量。

〔做法〕

先用糯米加水煮粥，待粥将熟时，放入阿胶粉和红糖，边煮边搅匀即成。

专家箴言

阿胶也叫驴皮胶，可补血、止血，滋阴润燥，常用于血虚萎黄、妇女月经不调、崩中、吐血、鼻血、便血等血症。《日华子本草》说它"治一切风，并鼻洪、吐血、肠风、血痢及崩中带下"。《本草纲目》说它"（疗）女人血痛、血枯、经水不调，无子，崩中，带下，胎前产后诸疾"。

此粥较黏滞，应间断服用，不宜连续服或久食，否则易致胸满气闷。脾胃虚弱、阳气不足者不宜食用。

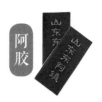

乌贼煮桃仁

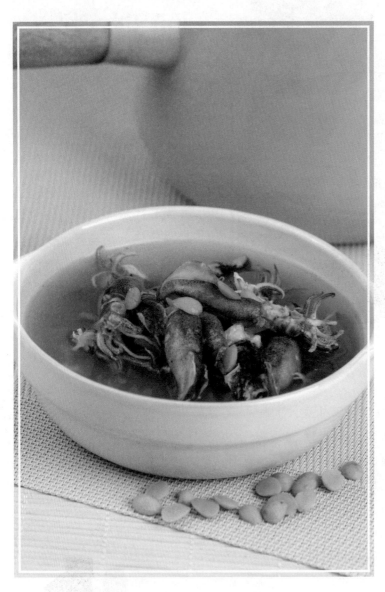

〔出处〕

《陆川本草》。

〔功效〕

养血滋阴，活血通经，用于妇女血虚经闭。

〔材料〕

乌贼鱼300克，桃仁15克。

〔调料〕

生姜片、葱段各10克，盐、胡椒粉适量。

〔做法〕

1 将乌贼鱼处理干净；桃仁捣碎。

2 锅中放入乌贼鱼肉和桃仁，加水烧开，撇去浮沫，放入葱段、姜片，煮30分钟。

3 拣出葱段、姜片，加盐和胡椒粉调味即成。

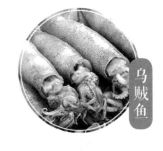

乌贼鱼

专家箴言

乌贼鱼也叫墨鱼、墨斗鱼，可养血滋阴，通经，常用于妇女血虚经闭、崩漏、带下。《日华子本草》说它"通月经"。《医林纂要》说它"补心通脉，和血清肾，去热保精，作脍食，大能养血滋阴，明目去热"。《本草求真》说它"能益气强志，及通妇人月经，可知其性属阴，故能入肝补血，入肾滋水强志，而使月事以时而下也"。《随息居饮食谱》说它"疗口咸，滋肝肾，补血脉，理奇经，愈崩淋，利胎产，调经带，疗疝瘕，最益妇人"。

桃仁可破血行瘀，常用于肝郁血瘀所致的闭经、血瘀腹痛及各类妇科肿瘤。《名医别录》说它"除卒暴击血，破癥瘕，通脉，止痛"。《本草纲目》说它"主血滞风痹，骨蒸，肝疟寒热，产后血病"。《本草思辨录》说它"主攻瘀血而为肝药，兼疏肤腠之瘀"。《现代实用中药》说它"（治）妇人子宫血肿"。

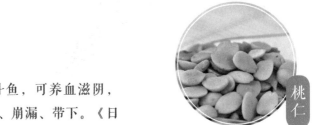

桃仁

《陆川本草》中记载："治妇人经闭：乌贼鱼合桃仁煮食。"

此方既能补血养血，又能活血通经，适合血虚经闭者，兼有抑郁不舒、肝火横逆、瘀血腹痛者尤宜食用。

桃仁为活血品，孕妇禁用。

当归炖乌骨鸡

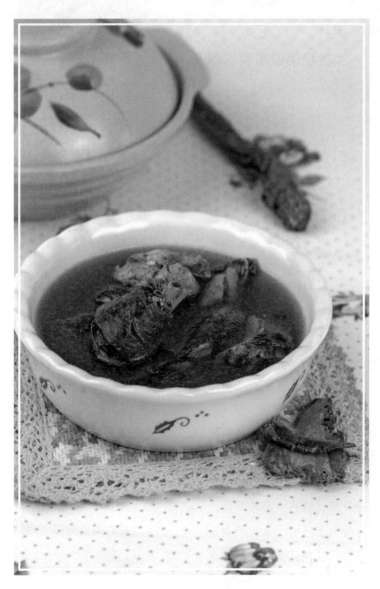

[出处]
民间验方。

[功效]
用于妇女气血虚弱、月经不调、闭经、崩漏等。

[材料]
当归20克，净乌骨鸡250克。

[调料]
葱段、姜片、料酒、盐各适量。

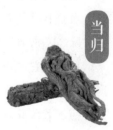

当归

［做法］

1 将净乌骨鸡剁成块，焯水；当归、葱段、姜片装入料包。

2 锅中放入乌骨鸡和适量水，大火烧开，撇去浮沫，放入料包和料酒，小火煮1小时。

3 取出料包，加盐调味，继续煮10分钟即成。

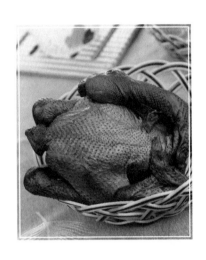

专家箴言

当归补血活血、调经止痛，适合血虚萎黄、血瘀腹痛、月经不调、经闭、痛经、崩漏、癥瘕结聚（各类妇科肿瘤）者调养，也适合产后以及妇女日常保健。

乌骨鸡可补肝肾，益气血，退虚热，常用于阴虚潮热、虚劳羸弱、崩中、带下等。《本草备要》说它"（治）带下崩中，肝、肾血分之病"。《本草纲目》说它"补虚劳羸弱，治消渴，中恶，益产妇，治女人崩中带下虚损诸病"。《本草再新》说它"平肝祛风，除烦热，益肾养阴"。

此方对妇女气血虚弱、月经不调、赤白带下、闭经、崩漏、产后虚损等均有一定的调理作用，也宜防治各类妇科疾病。

脾虚湿盛及大便溏泄者不宜用当归。凡实证、邪毒未清者不宜食用乌骨鸡。

［妇科良药"乌鸡白凤丸"］

乌骨鸡遍体毛羽色白，而皮、骨、肉俱黑，故有"乌鸡白凤"之称。

著名妇科中成药"乌鸡白凤丸"就是以乌骨鸡为主料、当归等十几味药材为辅料制成的，可补气养血，调经止带，适合气血两虚、身体瘦弱、腰膝酸软、月经不调（气血不足所致月经后期与经量少者）、崩漏（功能性子宫出血）、带下、虚性痛经的女性调养。面黄肌瘦者常服此药，还能起到美容养颜的作用。现在此药还常用于慢性肝炎。

有实热、痰湿、炎症者不宜服用。

归地烧羊肉

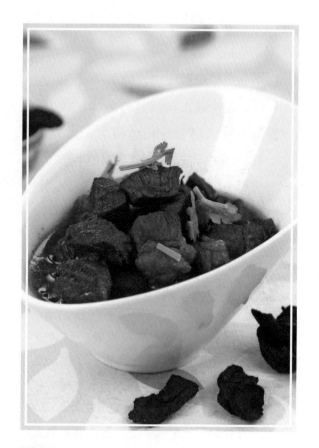

[出处]

《备急千金要方》。

[功效]

益气养血，温通经脉，活血化瘀，用于气血不足兼有瘀滞所致月经量少、痛经、虚寒腹痛、宫寒、崩漏、羸瘦。

[材料]

生地黄20克，当归15克，羊瘦肉250克，姜10克。

[调料]

料酒、酱油、盐各适量。

[做法]

1 将羊瘦肉切块，焯水；当归、生地黄、姜装入料包。

2 锅中放入羊肉、料包和适量水烧开，放入料酒、酱油、盐，煮至肉烂即成。

专家箴言

生地黄可清热凉血，养阴生津，善治血虚所致月经不调。当归补血活血，调经止痛，常用于月经不调、经闭腹痛、癥瘕结聚、崩漏。干姜温中散寒，回阳通脉，用于脘腹冷痛、肢冷脉微、阳虚下血。羊肉益气补虚，温中暖下，常用于虚劳羸瘦、腰膝酸软、产后虚冷、虚寒腹痛。

《备急千金要方》说此方："治崩中去血，积时不止……尤宜羸瘦人服之。"

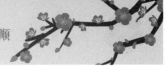

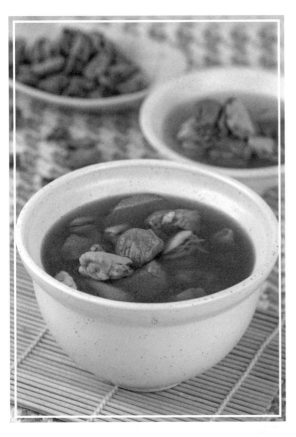

淡菜炖猪肉

〔出处〕

民间验方。

〔功效〕

益气血，补肝肾，调经脉，用于气血虚、任冲失养所致崩漏、月经量多。

〔材料〕

淡菜100克，猪瘦肉250克，葱段、姜片各20克。

〔调料〕

料酒、酱油、盐各适量。

〔做法〕

1 将猪瘦肉切块，焯水后放入锅中，加适量水烧开，放入淡菜、葱段、姜片、料酒、酱油，煮1小时。

2 拣出葱段、姜片，加盐，继续煮10分钟即成。

专家箴言

　　淡菜也叫贻贝肉、红蛤，可补肝肾，益精血，消结节，除烦热，用于虚劳羸瘦、崩漏、带下、瘿瘤（甲状腺肿）、癥瘕（妇科肿瘤）。《本草纲目》说它"（治）腹内冷痛、结块、崩中带下，壮阳，止痢，消宿食，治瘿气。"《嘉佑本草》说它："治虚劳伤惫，精血少者，及吐血，妇人带下、漏下、丈夫久痢，并煮食之。"搭配滋阴养血的猪肉，可增强补益精血、调节任冲的效果。

金针芹菜汤

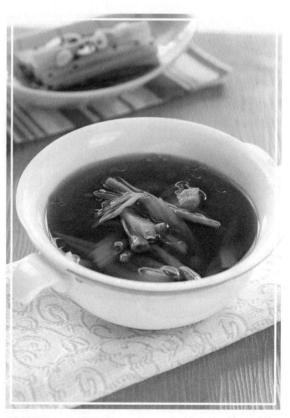

〔出处〕

民间验方。

〔功效〕

清热解毒，凉血调经，用于肝郁血热所致月经先期、心胸烦闷、失眠。

〔材料〕

水发金针菜、芹菜各100克。

〔调料〕

酱油、香油、盐各适量。

〔做法〕

将金针菜、芹菜择洗干净，切段，放入锅中，加适量水，煮5分钟，放入调料即成。

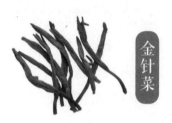

金针菜

专家箴言

金针菜也叫黄花菜、萱草花、忘忧草，有养血平肝、宽胸解郁、凉血解毒的作用，用于心胸烦热、月经不调、尿血、失眠、黄疸等。芹菜清热解毒、镇静降压，可用于血热崩漏、带下、尿血、黄疸、面红目赤等。此方适合因情志抑郁、肝气郁结、郁久化热、热扰冲任、迫血下行所致月经先期、烦热失眠者，肝阳上亢及肝炎者也宜食用。

虚寒所致月经不调者不宜食用。金针菜鲜品有毒，要用加工过的干品。

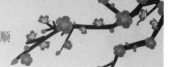

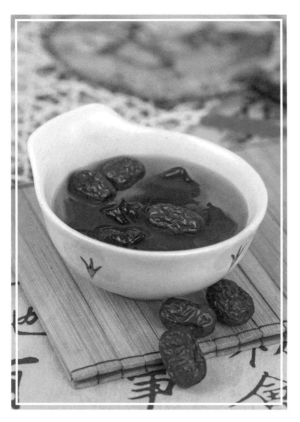

木耳
大枣汤

〔出处〕

民间验方。

〔功效〕

益气养血，活血化瘀，调经
止血，用于气血不足、虚火
内扰、血不归经所致的月经
量多。

〔材料〕

水发黑木耳50克，大枣30克。

〔调料〕

红糖适量。

〔做法〕

将黑木耳择洗干净；大枣去
核。二者一起放入锅中，加
适量水，煮20分钟，放入红
糖，稍煮即可。

专家箴言

黑木耳既能补益气血，又能活血止血，可用于气血亏虚及崩漏、吐血、鼻血、便血、眼底出血等各类出血证。《随息居饮食谱》说它"补气耐饥，活血，治跌仆伤。凡崩淋血痢，痔患肠风，常食可疗"。搭配益气补血的大枣及活血化瘀的红糖，可用于气血不足所致月经不调、血虚崩漏。

此方也是抗衰老、养容颜的良方，且有养血柔肝、抗肿瘤的作用，肝硬化、肝癌、妇科肿瘤患者均宜食用。

玫瑰花汤

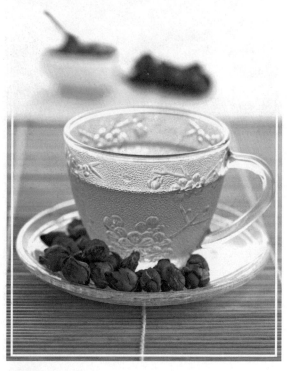

〔出处〕

《本草纲目拾遗》《饲鹤亭集方》。

〔功效〕

理气解郁，活血散瘀，用于肝郁气滞、瘀血内阻所致肝胃气痛、肝郁吐血、月经不调。

〔材料〕

干玫瑰花6克。

〔做法〕

将干玫瑰花放入锅中，加适量水煎煮，去渣取汤饮用。

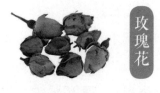

玫瑰花

玫瑰花直接以沸水冲泡亦可。专用于调经时也可加红糖。

专家箴言

玫瑰花能理气解郁，和血调经，常用于肝胃气痛、吐血、月经不调、胸乳胀痛。《随息居饮食谱》说它"调中活血，舒郁结，辟秽，和肝"。《本草正义》说它"清而不浊，和而不猛，柔肝醒胃，流气活血，宣通窒滞而绝无辛温刚燥之弊，断推气分药之中，最有捷效而最为驯良者。"《现代实用中药》说它"用于妇人月经过多，赤白带下及一般肠炎下痢等。"

玫瑰花为活血品，孕妇禁用。

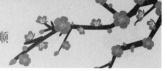

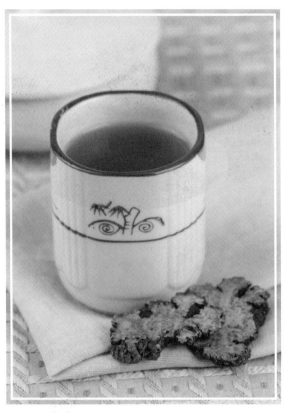

川芎煎

[出处]

《简便单方》。

[功效]

祛风活血，理气止痛，用于气滞血瘀所致头痛眩晕、月经不调、痛经。

[材料]

川芎10克，茶叶3克。

[做法]

将川芎和茶叶放入锅中，加适量水煎煮，去渣取汤饮用。

专家箴言

川芎可活血祛瘀，行气开郁，祛风止痛，常用于月经不调、经闭、痛经、癥瘕肿块、胸胁疼痛、跌仆肿痛、头痛眩晕、风湿痹痛等。《本草汇言》说它"上行头目，下调经水，中开郁结，血中气药……癥瘕结聚、血闭不行……并能治之"。《本草正》说它"能散风寒，治头痛，破瘀蓄，通血脉，解结气，逐疼痛，排脓消肿，逐血通经"。

阴虚火旺、多汗、热盛及无瘀之出血证者不宜食用。孕妇禁用。

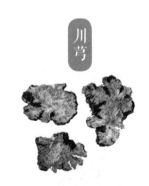

川芎

香附红糖饮

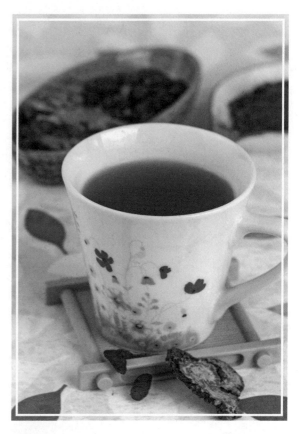

〔出处〕

民间验方。

〔功效〕

疏肝理气，活血调经，用于气虚肝郁所致月经后期、胸乳胀痛、郁闷叹息。

〔材料〕

香附15克，川芎10克。

〔调料〕

红糖适量。

〔做法〕

1 将香附、川芎加600毫升水，煎取汤汁400毫升。

2 汤汁中加红糖，煎至300毫升时，倒出，温热饮用。

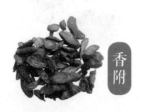

专家箴言

香附行气解郁，调经止痛，用于肝郁气滞、胸胁乳房胀痛、脘腹胀痛、月经不调、经闭、痛经、崩漏带下等。川芎活血祛瘀，行气开郁，祛风止痛，适合月经不调、经闭、痛经、癥瘕肿块、胸胁疼痛者。红糖补中缓肝，活血化瘀，用于气滞血瘀、虚寒痛经。

此方适合肝胃不和、气郁不舒所致胸腹胁肋及乳房胀痛、月经后期、痛经者调养。于经前连服5~7天，每日1剂，分2次饮服。

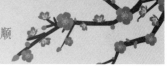
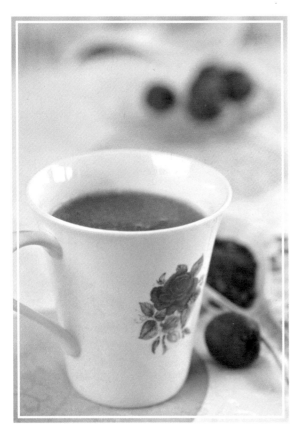

山楂
红糖饮

〔出处〕

民间验方。

〔功效〕

活血化瘀，调经止痛，用于血瘀所致月经后期、痛经、经闭。

〔材料〕

鲜山楂50克。

〔调料〕

红糖20克。

〔做法〕

鲜山楂去核，切片后放入砂锅，加适量水，煎煮20分钟，滤渣留汤，加入红糖，再稍煮即可饮用。

专家箴言

山楂化积滞，散瘀血，行滞气，可用于瘀血经闭、胸腹胀满刺痛、癥瘕、产后瘀阻等。《食鉴本草》说它"化血块、气块，活血。"《本草纲目》说它"化饮食，消肉积、癥瘕、痰饮痞满吞酸、滞血痛胀。"

此方适合血瘀所致月经过期不来或无定期、经量稀少暗黑、痛经、经闭、产后瘀血腹痛者饮用。

经血量多者及孕妇不宜饮用。

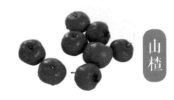

山楂

当归红花饮

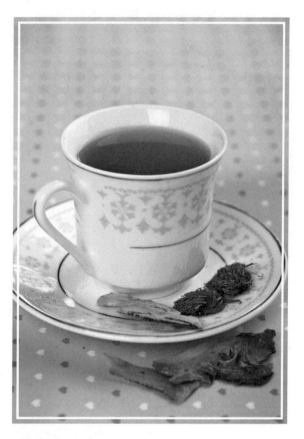

〔出处〕

民间验方。

〔功效〕

补血养血，活血通脉，化解血瘀，调经止痛，用于血瘀所致月经不调、痛经、经闭。

〔材料〕

红花3克，当归10克。

〔做法〕

将红花、当归装入料包，置于砂锅中，加适量水，小火煎煮20分钟，滤渣取汁，倒入杯中，趁热饮用。

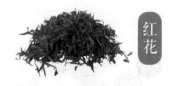

红花

专家箴言

红花活血通经，散瘀止痛，用于经闭、痛经、恶露不行、癥瘕痞块、跌仆损伤、疮疡肿痛，搭配补血活血、调经止痛的当归，既能补血养血，又能活血通脉、化解血瘀、调经止痛。

此方适合血瘀所致月经不调、痛经、经闭、不孕者。于经前3～5天饮服，经来停服。

湿阻中满、便溏者不宜饮用。孕妇及经期血量多者禁用。

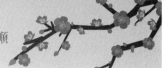

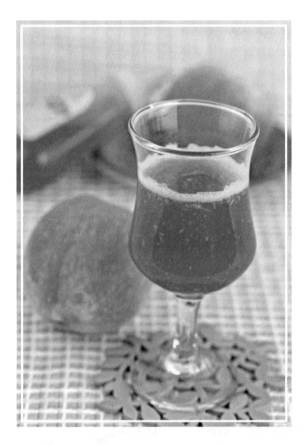

蜜桃汁

［出处］

民间验方。

［功效］

养肝活血，生津润燥，用于气血不足或血瘀所致月经不调、虚寒痛经、萎黄、便秘。

［材料］

桃子150克。

［调料］

蜂蜜适量。

［做法］

1 将桃子洗净，去皮、核，切块后放入榨汁机，加适量水榨汁。

2 倒出桃汁，调入蜂蜜即可饮用。

专家箴言

桃子生津，润肠，活血，消积。《食经》说它"养肝气"。《滇南本草》说它"通月经，润大肠，消心下积"。《随息居饮食谱》说它"补心，活血，生津涤热"。搭配蜂蜜，可增强补中润燥、缓解腹痛之效。

桃子鲜食有缓和的活血化瘀作用，妇女经期时宜食。少女在月经初潮后一段时间，往往月经尚未正常来潮，可多吃些桃或桃脯。因过食生冷而引起痛经者尤宜。

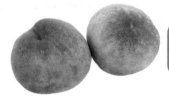

桃子

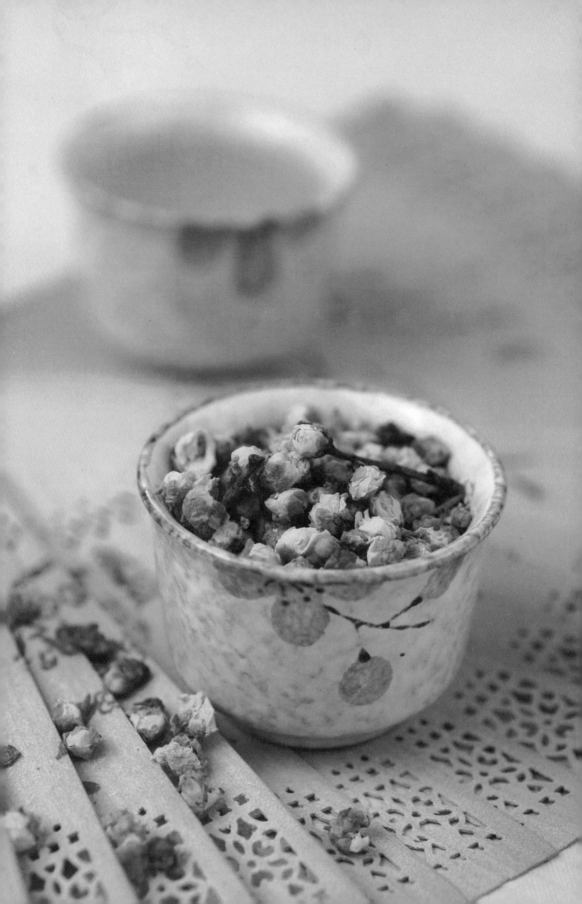

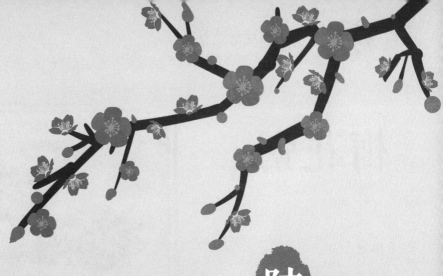

陆

疏肝理气，
气血通畅不郁闷

用于肝气郁结所致抑郁、失眠、肝胃气痛、乳房胀痛、梅核气等。

梅花粥

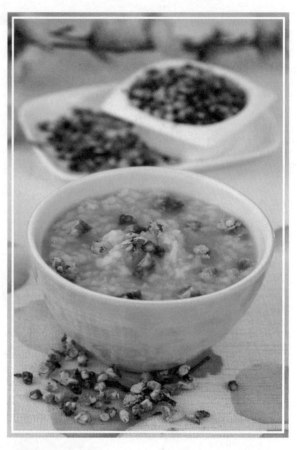

[出处]

《老老恒言》。

[功效]

疏肝和胃，解郁化痰，用于肝郁气滞所致胁腹胀痛、梅核气、神经衰弱，以及肝郁气痛犯胃诸症。

[材料]

白梅花5克，粳米100克。

[做法]

将粳米淘洗干净，放入锅中，加入适量水煮粥，待粥将成时，加入洗净的白梅花，拌匀稍煮即可。

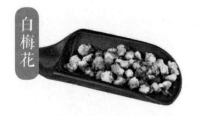

白梅花

专家箴言

白梅花也叫绿萼梅，有疏肝解郁、和中、化痰的功效。其芳香行气入肝胃，是治疗肝胃气痛的良药，也常用于化解情绪抑郁，开胸顺气，化痰散结，是肝气郁结者的保健佳品。《饮片新参》说它"平肝和胃，止脘痛、头晕，进饮食"。《百花镜》说它"开胃散邪，煮粥食，助清阳之气上升，蒸露点茶，生津止渴，解暑涤烦"。

气虚而无气滞者不宜多吃。

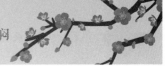

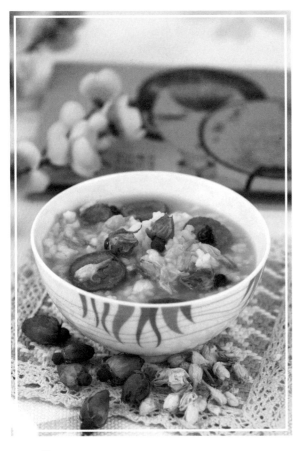

解郁
双花粥

[出处]

民间验方。

[功效]

疏肝解郁，理气止痛，活血化瘀，用于肝郁气滞血瘀所致胸胁胀闷、肝胃气痛、月经不调、痛经、面多瘀斑。

[材料]

玫瑰花、茉莉花、山楂各6克，粳米100克。

[调料]

红糖适量。

[做法]

将粳米淘洗干净后倒入锅中，加山楂和适量水烧开，改小火煮20分钟，再放入玫瑰花、茉莉花，继续煮15分钟，加红糖拌匀即可。

专家箴言

玫瑰花理气解郁，和血散瘀，用于肝胃气痛、月经不调、赤白带下、乳痈肿毒等。《本草再新》说它"舒肝胆之郁气，健脾降火。治腹中冷痛，胃脘积寒，兼能破血"。茉莉花平肝解郁，理气止痛，善治胸膈不舒、头痛目赤。山楂消积化滞，行气散瘀，可用于心腹刺痛、瘀血经闭。红糖补血活血，化瘀止痛。四者合用能起到疏肝理气、化瘀止痛的调养效果。

孕妇不宜食用。

合欢百合粥

[出处]

民间验方。

[功效]

行气解郁，宁心安神，用于肝郁气痛、神经衰弱、抑郁失眠。

[材料]

合欢花、干百合各6克，粳米100克。

[做法]

1 将合欢花加适量水煎煮20分钟，滤渣留汤。

2 汤中倒入淘洗净的粳米和干百合，煮至粥成即可。

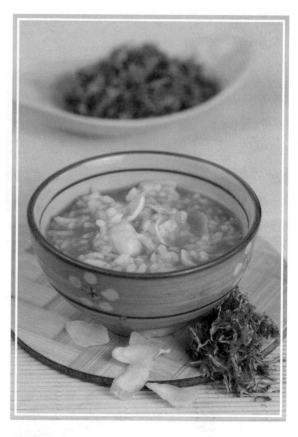

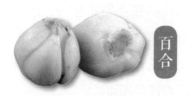

百合

专家箴言

合欢花行气祛瘀，安神活络，用于胁肋胀痛、乳房胀痛、癥瘕、带下、失眠等。《中草药学》说它"解郁安神，和络止痛。治肝郁胸闷，忧而不乐，健忘失眠"。百合养阴润肺，清心安神，适合虚烦惊悸、失眠多梦、精神恍惚者。

此方适合肝郁气痛、忧思不乐、失眠多梦、胸闷头痛、神经衰弱者，尤宜更年期女性食用。

中寒泄泻者不宜多吃。

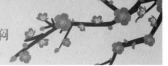

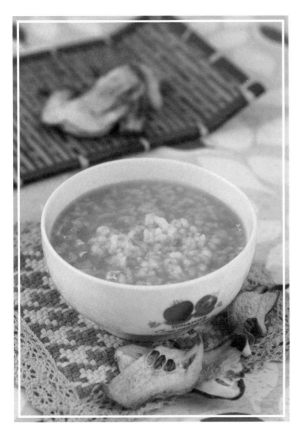

佛手粥

[出处]

《宦游日扎》。

[功效]

行气止痛，化痰和胃，用于肝胃气痛、胃脘胀满。

[材料]

干佛手 10 克（或鲜佛手 30 克），粳米 100 克。

[调料]

冰糖15克。

[做法]

1 将佛手洗净，放入锅中，加适量水，煎煮30分钟，去渣留汤。

2 汤中倒入淘洗干净的粳米，补足水分，放入冰糖，煮至粥成。

专家箴言

佛手也叫佛手柑，可舒肝理气，化痰宽胸，和胃止痛。《本草再新》说它"治气舒肝，和胃化痰，破积"。《本草便读》说它"理气快膈，惟肝脾气滞者宜之"。

此粥适合肝郁气滞、肝气犯胃所致心情郁闷、胁肋胀痛、胃脘胀满、胃痛、呕吐、嗳气、食欲不振者。慢性肝炎、慢性胃炎及中老年体虚胃弱、消化不良者也可常食。

阴虚火旺、无气滞者不宜多吃。

薄荷粥

[出处]

《长寿药粥谱》。

[功效]

疏散风热，清利头目，解郁散气，用于肝胆郁结所致心胸闷胀不舒、头痛眩晕。

[材料]

干薄荷10克，粳米100克。

[做法]

1 将薄荷加水煎汤，过滤，留薄荷汤。

2 汤中倒入淘洗好的粳米，补足水分，煮至粥成。

此粥适合肝胆郁结化火所致抑郁不畅、胸闷痞痛、紧张头痛、精神萎靡、目赤咽肿者常食。

表虚汗多、阴虚血燥、肝阳偏亢者不宜多吃。

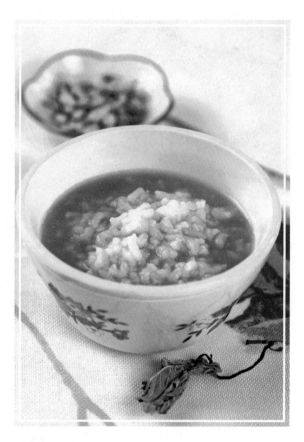

专家箴言

薄荷能宣散风热，清利头目，解郁辟邪，常用于胸胁胀闷、风热头痛、目赤咽肿等。《本草新编》中说："薄荷，不特善解风邪，尤善解忧郁，用香附以解郁，不若用薄荷解郁之更神。"《医学衷中参西录》说它"治肝气胆火郁结作痛，或肝风内动，忽然痫痉，头疼、目疼，鼻渊、鼻塞、齿疼、咽喉肿疼，肢体拘挛作疼，一切风火郁热之疾，皆能治之"。

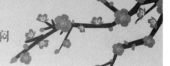

梅花蒸蛋

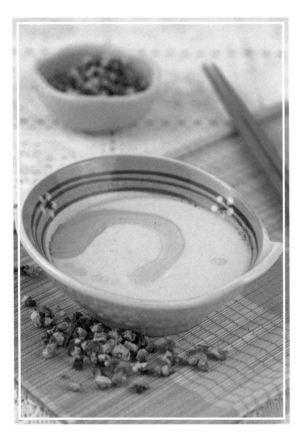

［出处］

《本草纲目拾遗》。

［功效］

疏肝，理气，散结，用于气郁不畅、情志不遂所致瘰疬（颈淋巴结节）、梅核气。

［材料］

白梅花5克，鸡蛋1个。

［调料］

盐、香油各适量。

［做法］

1 白梅花放入锅中，加适量水煎煮，去渣取浓汁。

2 鸡蛋打入蒸碗，加入白梅花汁和盐，搅打均匀。

3 将蒸碗放入蒸锅，大火蒸10分钟，取出，淋上香油即成。

专家箴言

　　白梅花舒肝，和胃，化痰，常用于梅核气、肝胃气痛、食欲不振、瘰疬。鸡蛋滋阴养血，润燥除烦，常用于热病烦闷、虚热烦渴、燥咳声哑、目赤咽痛。

　　此方适合由于悲怒忧思、情志不遂、肝郁化火所致的颈部结节，常伴潮热、消瘦、咳嗽、盗汗、失眠、厌食等症状者。气郁所致的咽喉不爽、慢性咽炎、梅核气（咽部异物感）者也宜食用。

　　气虚而无气滞者不宜多吃。

百合
生地蛋汤

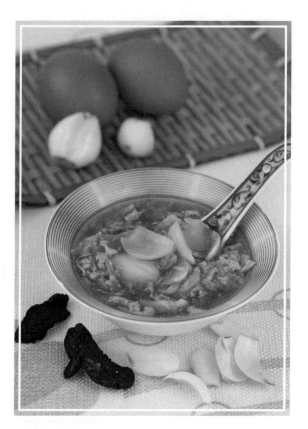

〔出处〕

民间验方。

〔功效〕

滋阴润燥，用于百合病、神经衰弱、癔症、抑郁。

〔材料〕

鲜百合20克，生地黄10克，鸡蛋1个。

〔调料〕

淀粉、蜂蜜各适量。

〔做法〕

1 鲜百合洗净；鸡蛋打匀。

2 生地黄放入锅中，加适量水煮30分钟，滤渣留汤，放入百合继续煮10分钟。

3 加淀粉勾匀芡汁，倒入鸡蛋液搅匀，煮沸后加蜂蜜调味即成。

专家箴言

百合养阴润燥，清心安神，是治疗百合病的特效药。生地黄清热凉血，养阴生津。鸡蛋滋阴养血，润燥除烦。

百合病是以神志恍惚、精神不定为主要表现的情志病（类似现代医学的神经衰弱、癔症、抑郁症、躁狂症等），多由于情志不调或精神刺激、阴虚内热、心神失养所致，常以百合为主药，以百合地黄汤为主方治疗，可有效化解抑郁烦躁。

风寒痰嗽、便溏者不宜多吃。

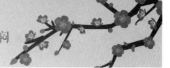

芹菜蜜膏

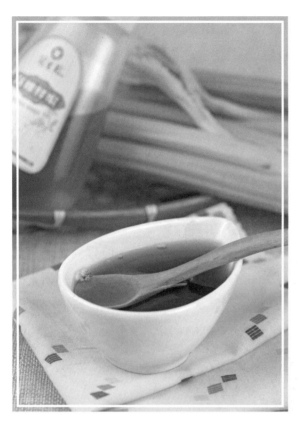

〔出处〕

民间验方。

〔功效〕

用于情志不遂、肝气郁滞所致燥热烦渴、目赤咽肿、梅核气（慢性咽炎）、瘰疬（颈淋巴结节）。

〔材料〕

芹菜1000克。

〔调料〕

蜂蜜200毫升。

〔做法〕

1 芹菜洗净，切段，放入榨汁机中，加水榨汁，滤渣取芹菜汁。

2 将芹菜汁和蜂蜜一起倒入锅中，文火熬成膏，装瓶保存。

3 每天取20克，开水冲服。

专家箴言

芹菜可清热利湿，止血降压，常用于烦渴目赤、咽喉肿痛、黄疸、水肿、崩漏、带下、瘰疬、痄腮及高血压等。《日华子本草》说它"治烦渴，疗崩中带下"。《本草再新》说它"除烦解热，化痰下气，治血分，消瘰疬结核"。《随息居饮食谱》说它"清胃涤热，祛风，利口齿咽喉头目"。搭配润燥解毒的蜂蜜，可增强润燥除烦的作用，尤宜郁热化火壅塞喉颈所致的梅核气、瘰疬等症。水芹比西芹疗效更好。

柴胡麻仁汤

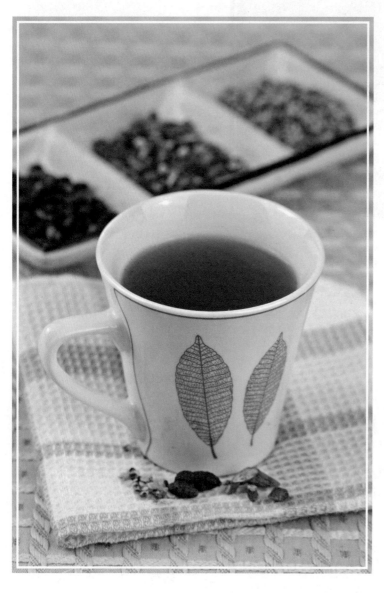

[出处]

余瀛鳌经验方。

[功效]

疏肝理气，用于情志抑郁不舒、大便干结、月经不调。

[材料]

柴胡30克，火麻仁20克，制香附10克。

[调料]

白糖适量。

[做法]

将所有材料一起放入砂锅中，加适量水，煮30分钟，滤渣取汤，加入白糖饮用。

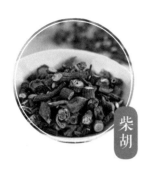

柴胡

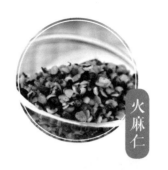

火麻仁

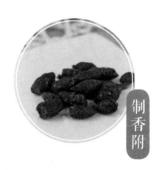

制香附

柴胡味苦，性微寒，归肝、胆经，可和解表里，疏肝解郁，升举阳气，常用于胸胁胀痛、头痛目眩、月经不调、子宫脱垂、脱肛等。《神农本草经》说它"主心腹肠胃中结气，饮食积聚，寒热邪气，推陈致新"。《滇南本草》说它"除肝家邪热、痨热，行肝经逆结之气，止左胁肝气疼痛，治妇人血热烧经，能调月经"。

柴胡有"劫肝阴"之说，阴虚阳亢、肝风内动、阴虚火旺及气机上逆者慎用。

火麻仁也叫麻仁，是润肠通便的常用药，兼有滋养补虚的作用，常用于血虚津亏、肠燥便秘、老人及产后便秘。其也有活血、通淋的功效，可用于月经不调。《名医别录》说它"破积血，复血脉，乳妇产后余疾"。《药性论》说它"治大肠风热结涩及热淋"。

肠滑者不宜服用。

香附可行气解郁，调经止痛，常用于肝胃不和、气郁不舒、胸腹胁肋胀痛、乳房胀痛、月经不调、崩漏带下、经闭痛经等。《唐本草》说它"大下气，除胸腹中热"。《滇南本草》说它"调血中之气，开郁，宽中，消食，止呕吐"。《本草纲目》说它"散时气寒疫，利三焦，解六郁，消饮食积聚，痰饮痞满"。气虚无滞、阴虚血热者忌服。

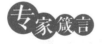

用于疏肝解郁时，柴胡常配香附合用，再搭配润肠通便的火麻仁，适合肝郁气滞、情志抑郁、大便秘结、胸胁脘腹胀痛、乳房胀痛、月经失调者。

阴虚火旺、肠滑腹泻者不宜多吃。

青皮甘枣汤

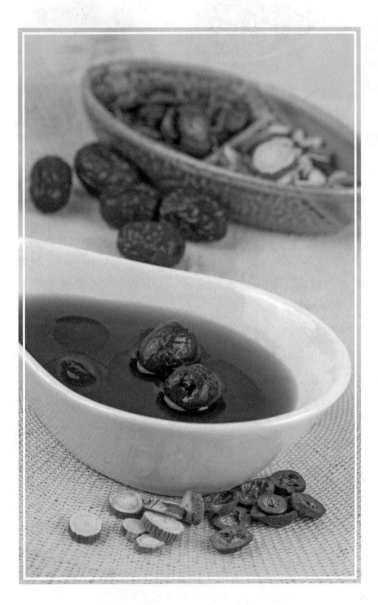

[出处]

民间验方。

[功效]

破气消积，行气止痛，养护脾胃，用于肝郁气滞、肝气犯胃所致的肝胃气痛、乳房胀痛、不思饮食。

[材料]

青皮10克，甘草6克，大枣3个。

[做法]

先将青皮和甘草放入锅中，加适量水，煮30分钟，去渣留汤，再放入红枣，续煮15分钟即可。脘腹气滞胀痛时饮用。

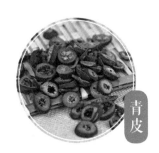

青皮

专家箴言

　　青皮为未成熟幼橘的果皮。其味苦、辛，性微温，归肝、胆经，可疏肝破气，散结化滞，常用于胸胁胀痛、乳痈、乳腺癌等各种肝气郁结之症。《本草纲目》说它"治胸膈气逆，胁痛，小腹疝气，消乳肿，疏肝胆，泻肺气"。《本草备要》说它"除痰消痞，治肝气郁结，胁痛多怒，久疟结癖，疝痛，乳肿"。《医学正传》引丹溪方记载："青皮煎。治妇人百不如意，久积忧郁，乳房内有核，如鳖棋子。"青皮破气力较烈，不宜多服、久服。气虚及无气滞者慎服。

　　青皮搭配健脾养血的大枣和清热解毒的甘草，增强了调理脾胃的作用，适合因悲忧、大怒、抑郁等情绪引起肝气犯胃，出现胃痛、胸胁胀痛、乳房胀痛、不思饮食者。

延伸用法：青皮煎

〔出处〕

《医学正传》。

〔功效〕

疏肝破气，削坚破滞，治肝郁气滞所致乳房胀痛结块、乳腺癌。

〔材料〕

青皮10克。

〔做法〕

将青皮放入锅中，加400毫升水，煎煮，滤渣取汤200毫升，徐徐饮服。每日1次。

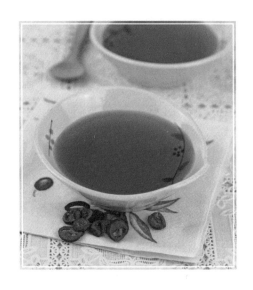

梅橘饮

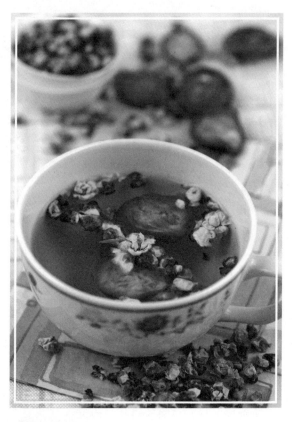

〔出处〕

民间验方。

〔功效〕

理气疏肝，和胃止痛，化痰利咽，用于肝胃气滞不和、梅核气、慢性咽炎、情绪不畅、胸闷胀痛、食欲不振。

〔材料〕

白梅花（绿萼梅）3克，橘干15克。

〔做法〕

将所有材料放入杯中，冲入沸水，加盖浸泡15分钟后倒出饮用。每日可多次冲泡，代茶频饮。

梅核气是中医病症名，多因情志不遂、肝气瘀滞、痰气互结、停聚于咽所致，主要表现为咽中似有梅核阻塞，咯之不出，咽之不下，时发时止。其与现代的慢性咽炎、神经官能症相似。

专家箴言

白梅花能疏肝理气，常用于痰气互结、梅核气之症。多煎服、直接泡饮或煮粥。《本草纲目拾遗》说它"开胃散郁，煮粥食，助清阳之气上升，蒸露点茶，生津止渴，解暑涤烦"。白梅花直接泡饮为传统解郁茶，专治梅核气。橘干可开胃理气，生津止渴，用于胸膈结气、呕逆、口干口渴。二者合用，适合情志不调、肝胃气滞、两胁及胸腹满闷胀痛、食欲不振、梅核气者。

气虚较重者不宜多饮。

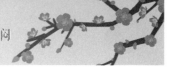

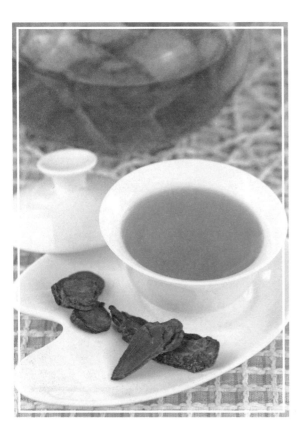

郁金
解郁茶

[出处]

民间验方。

[功效]

疏肝解郁，活血化瘀，行气止痛，清心养肝，用于情志抑郁、胸胁胀痛。

[材料]

郁金（醋制）10克，炙甘草5克，绿茶3克。

[调料]

蜂蜜适量。

[做法]

将郁金、炙甘草共研成粉，和绿茶一起装入茶包中，放入茶壶，冲入沸水，闷泡15分钟后调入蜂蜜饮用。每日1剂，代茶频饮。

专家箴言

　　郁金可活血止痛，行气解郁，清心凉血。因其既能活血，又能行气，故常用于治气血瘀滞引起的各类痛证，如胸胁脘腹及乳房胀痛、痛经等。《本草汇言》说它"能散郁滞，顺逆气，上达高颠，善行下焦，为心肺肝胃气血火痰郁遏不行者最验。故治胸胃膈痛，两胁胀满，肚腹攻疼，饮食不思等证"。《本草备要》说它"行气，解郁，泄血，破瘀。凉心热，散肝郁，治妇人经脉逆行"。

　　阴虚失血、无气滞血瘀者及孕妇不宜饮用。

玫玫花蜜茶

[出处]

民间验方。

[功效]

宽胸，和胃，止呕，用于精神紧张、情绪不佳、烦躁不安所致肝胃失和、胸中痞闷、脘腹胀痛、食少呕吐。

[材料]

玫玫花3克。

[调料]

蜂蜜适量。

[做法]

将玫玫花放入杯中，冲入沸水，浸泡5~10分钟后倒出，调入蜂蜜，拌匀饮用。每日可多次冲泡，代茶频饮。

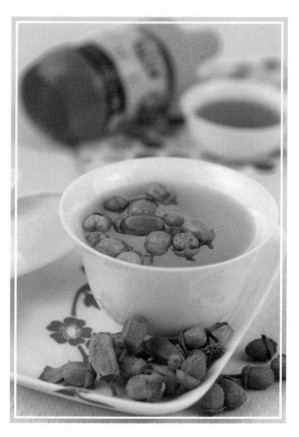

专家箴言

玫玫花有疏肝解郁、理气宽胸、和胃止呕的功效。可用于胸中痞闷、脘腹胀痛、恶心呕吐、不思饮食等。现代研究证明，其有强心、利尿、镇静及减慢心率的功能，能降低神经系统的兴奋性，使人精神放松。《中药大辞典》："疏肝，和胃，理气。治胸中痞闷，脘腹胀痛，呕吐，少食。"此方尤宜因紧张烦躁所致的肝胃不和者。

孕妇不宜饮用。

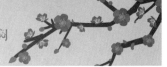

桃花佛手茶

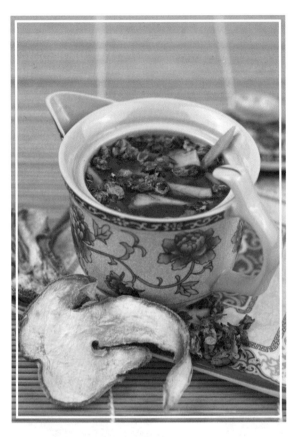

〔出处〕

民间验方。

〔功效〕

疏肝解郁，活血化瘀，用于肝郁气滞血瘀、面色暗沉、瘀斑多生。

〔材料〕

佛手10克，桃花5克。

〔做法〕

将佛手切丝后和桃花一起放入壶中，冲入沸水，加盖浸泡15分钟后倒出饮用。每日可多次冲泡，代茶频饮。

专家箴言

佛手有疏肝解郁、理气和中、行气止痛的功效，常用于肝郁气滞及肝胃不和、脾胃气滞等引起的胸胁胀痛、脘腹胀痛，对慢性肝炎也有一定的疗效。桃花活血化瘀，通便排毒，养颜美色。二者合用，可化解肝郁气滞血瘀，解郁消斑，适合肝气郁结、气滞胀痛、面部蝴蝶斑（也称肝斑）较多、面色暗沉淤青者。

便溏腹泻者及孕妇不宜饮用。

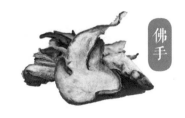

佛手

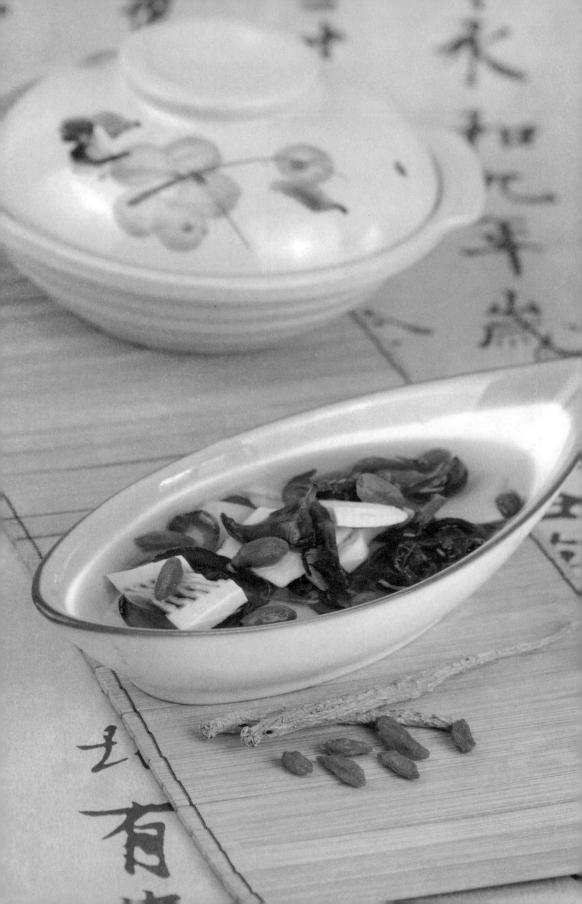

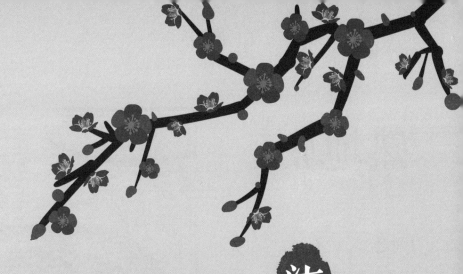

柒

肝肾同补，
延缓衰老精神足

用于肝肾不足、精亏血虚所致虚弱乏力、须发早白、眩晕眼花、失眠健忘等。

熟地粥

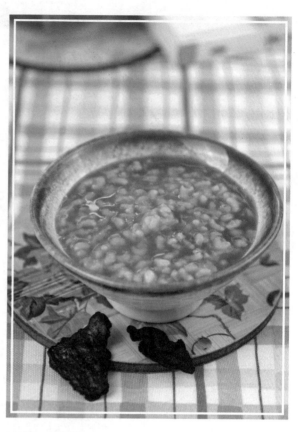

[出处]

《臞仙活人方》。

[功效]

补肝益肾，养精补血，用于肝肾阴虚、腰膝酸软、血虚萎黄、遗精、崩漏、眩晕耳鸣、须发早白等各类衰老症。

[材料]

熟地黄30克，粳米100克。

[做法]

1 将熟地黄装入料包，放入砂锅，加适量水，煎煮30分钟，取出料包，留汤。

2 汤中倒入淘洗干净的粳米，煮至粥稠即成。

熟地黄为生地黄的炮制加工品，其性黏腻。气滞痰多、消化不良、腹满便溏者不宜多吃。

专家箴言

熟地黄可滋阴补血，益精填髓，常用于肝肾阴虚、腰膝酸软、骨蒸潮热、盗汗遗精、内热消渴、血虚萎黄、心悸怔忡、月经不调、崩漏下血、眩晕耳鸣、须发早白等，尤宜中老年肝肾亏虚者补益。《珍珠囊》说它"大补血虚不足，通血脉，益气力"。《本草纲目》说它"填骨髓，长肌肉，生精血，补五脏、内伤不足，通血脉，利耳目，黑须发，男子五劳七伤，女子伤中胞漏，经候不调，胎产百病"。

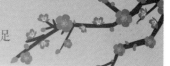

芝麻黑豆粥

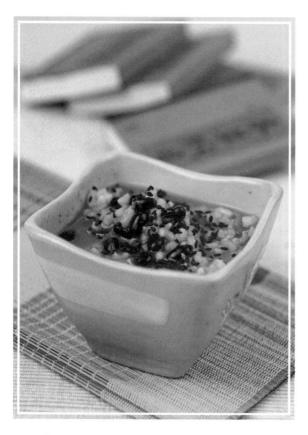

专家箴言

　　黑芝麻补益肝肾，益精养血。黑大豆滋肾阴，除虚热，消水肿。此粥是抗衰老的良方，适用于肝肾阴亏所致神疲体倦、眩晕耳鸣、眼睛干涩、大便秘结、须发早白、皮肤枯皱、脑力衰退、遗精、盗汗、失眠、肾虚腰痛、腿脚无力、肾虚水肿者。中老年人常食既能抗衰老，又能预防老年慢性病。女性更年期常食可缓解更年期症状，预防一些妇科病发生。

　　肠滑腹泻者不宜多吃。

〔**出处**〕

民间验方。

〔**功效**〕

养肝补血，益肾填精，延缓衰老，用于肝肾亏虚所致的早衰，尤宜中老年人补益。

〔**材料**〕

熟黑芝麻10克，黑大豆25克，粳米100克。

〔**调料**〕

白糖适量。

〔**做法**〕

先将黑大豆放入锅中，加适量水，小火煮1小时，再倒入粳米，煮至粥稠时放入白糖和熟黑芝麻，搅匀即成。

桑椹核桃蒸蛋

[出处]

民间验方。

[功效]

养血润燥，补益肝肾，用于肝肾不足所致头昏眼花、须发早白、脑力衰退、大便秘结。

[材料]

桑椹20克，核桃仁15克，鸡蛋2个。

[调料]

盐少许。

[做法]

1 将核桃仁倒入炒锅中，炒至微黄，取出捣碎；桑椹加水煎煮，取浓汁。

2 把鸡蛋打入蒸碗，放入盐，倒入桑椹浓汁搅匀。

3 将蒸碗放入蒸锅，蒸10分钟，取出，撒上核桃仁即成。

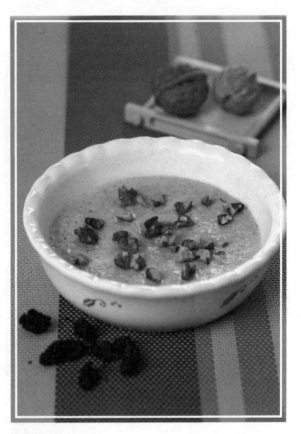

专家箴言

桑椹益肝肾，补血滋阴，生津润燥，常用于眩晕耳鸣、心悸失眠、须发早白、津伤口渴、血虚便秘。核桃仁补肾气，强筋骨，健脑力，润肠燥。鸡蛋养阴血，补体虚。

三者合用，抗衰老效果非常好，尤宜肝肾两亏、血虚津枯、瘦弱苍老、神疲体乏、筋骨无力、头晕眼花、脑力衰退、白发脱发、肠燥便秘的中老年人。

肠滑腹泻者不宜多吃。

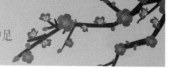

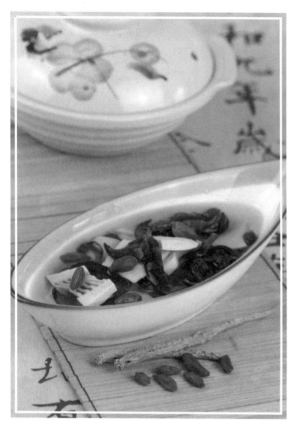

参杞烧海参

〔出处〕

民间验方。

〔功效〕

补虚损，益精血，用于体倦乏力、头晕眼花、腰膝酸软、慢性肝炎、贫血等虚弱证病症。

〔材料〕

水发海参150克，党参、枸杞子各10克，冬笋30克。

〔调料〕

盐、鸡精各适量。

〔做法〕

1 将水发海参洗净，切丝；冬笋切片。

2 先将党参放入锅中，加水煮20分钟，滤渣留汤，再放入海参、冬笋片、枸杞子，煮15分钟，加盐、鸡精调味即可。

专家箴言

海参可补肾益精，养血润燥，尤宜老人及产后、病后精血亏损、虚弱劳怯者，常食参对体质改善、延年益寿大有好处。党参补中益气，枸杞子滋补肝肾，合用善补气血两亏。

此方适合体倦乏力、头晕眼花、腰膝酸软、阳痿遗精、小便频数等虚弱病症。也可作为慢性肝炎、高血压、冠心病、糖尿病、贫血、肺结核、神经衰弱、癌症患者的辅助食疗品。

金针猪肉汤

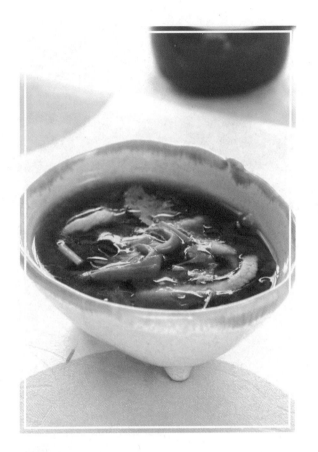

〔出处〕

《云南中草药》。

〔功效〕

养血补虚，利尿消肿，健脑抗衰，用于贫血、老人头晕耳鸣、营养不良性水肿。

〔材料〕

水发金针菜50克，瘦猪肉100克，香菜段少许。

〔调料〕

料酒、酱油、淀粉各10克，香油、盐各适量。

〔做法〕

1 将瘦猪肉洗净，切丝，用料酒、淀粉抓匀。

2 金针菜洗净，切段放入锅中，加水煮沸，倒入肉丝滑散，再煮沸，加酱油、盐、香油调味，撒入香菜段即可。

专家箴言

金针菜也叫黄花菜、萱草、忘忧草，有宽胸解郁、养血平肝、利尿消肿的作用。现代研究证实，其还具有健脑、抗衰功能，适合过度疲劳者调补，对预防老年人智力衰退、延缓机体老化均有良好作用。《滇南本草》说它"久服大生气血"。《云南中草药》记载："治月经少，贫血，胎动不安，老年性头晕耳鸣，营养不良性水肿，黄花菜炖肉或鸡服。"

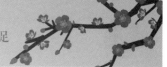

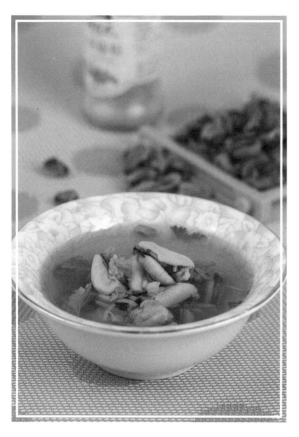

淡菜汤

[出处]

《随园食单》。

[功效]

补肝肾，益精血，消瘿瘤，用于肝肾阴虚所致头晕、盗汗、瘰疬（颈淋巴结节）。

[材料]

淡菜30克，香菜段少许。

[调料]

盐、胡椒粉各适量。

[做法]

将淡菜洗净，放入砂锅内，加适量水煮成汤，放入香菜和调料即成。

《本草汇言》中说："淡菜，补虚养肾之药也……善治肾虚有热，及热郁吐血，痢血便血，及血郁成瘿，留结筋脉诸疾。"《本草纲目》说它"消瘿气"。

专家箴言

淡菜也叫贻贝，可益精血，消瘿瘤，补肝肾阴虚，除胸中烦热。常用于虚劳羸瘦、骨蒸劳热、高血压、眩晕耳鸣、盗汗、阳痿、腰痛、瘿瘤（颈淋巴结节）等。

颈淋巴结节多由三焦、肝、胆等经风热气毒蕴结而成，肝肾两经气血亏损、虚火内动所致，患者多有情志气郁愤懑、气血虚损不足的状况，尤宜多食淡菜。

羊胫骨汤

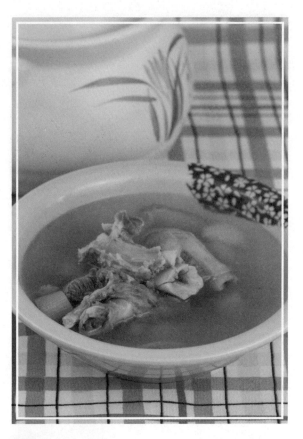

[出处]

《饮膳正要》。

[功效]

补肾填精，壮骨补虚，用于肝肾两虚、阳衰精亏、贫血羸瘦、腰膝无力、筋骨挛痛、牙齿不固。

[材料]

羊胫骨250克，葱段、姜片、蒜瓣各15克。

[调料]

料酒、盐、胡椒粉各适量。

[做法]

羊胫骨洗净，捶碎后入锅，加水烧开，撇去浮沫，放入葱段、姜片、蒜瓣和调料，煮1小时即成。

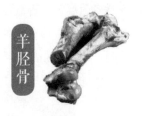

羊胫骨

专家箴言

羊胫骨可疗体虚，补气血，填精髓，壮筋骨，抗衰老，适合肝肾两虚、阳衰精亏所致贫血乏力、腰膝痿弱无力、筋骨冷痛、皮肤毛发憔悴、牙齿松动的老年人补益。《本草纲目》中说："胫骨，主脾弱，肾虚不能摄精，白浊。除湿热，健腰脚，固牙齿……治筋骨挛痛。"《日用本草》中说"胫骨，治牙齿疏活，疼痛"。

体热火盛者不宜多吃。

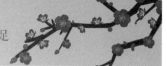

羊骨枸杞汤

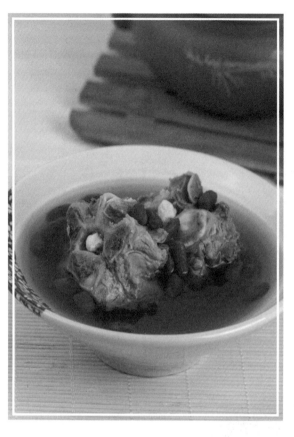

〔出处〕

《多能鄙事》。

〔功效〕

补肝肾，强筋骨，益精血，用于贫血、虚劳羸瘦、老人腰膝无力、筋骨挛痛。

〔材料〕

羊脊骨500克，枸杞子30克。

〔调料〕

料酒、盐、胡椒粉各适量。

〔做法〕

将羊脊骨洗净，捶碎，与枸杞子一起放入锅中，加适量水，烧开后撇去浮沫，放入各调料，煮1小时即成。

专家箴言

羊脊骨可益气养血，填精生髓，强筋壮骨，用于虚劳羸瘦、腰膝无力、筋骨挛痛。《名医别录》说它"主虚劳，寒中，羸瘦"。《本草纲目》中说："脊骨，补肾虚，通督脉，治腰痛下痢。"枸杞子滋补肝肾，益精养血，常用于虚劳精亏、腰膝酸痛、眩晕耳鸣、血虚萎黄、目昏不明。二者合用，肝肾同补，抗衰老、补体虚、强筋骨的效果更好。

体热火盛者不宜多吃。

首乌鲫鱼汤

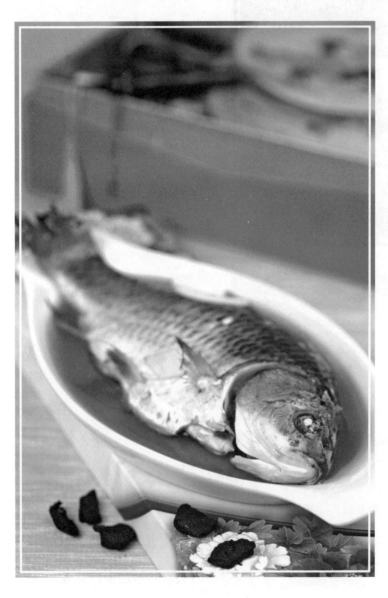

[出处]

民间验方。

[功效]

补肝肾，健脾胃，除虚羸，抗衰老，用于肝肾亏虚、精血不足所致体虚乏力、面容早衰、须发早白、筋骨酸痛、水肿。

[材料]

活鲫鱼1条，制何首乌6克。

[调料]

葱段、姜片各15克，盐适量。

[做法]

1　将制首乌切成小块，用水泡半小时，煎煮30分，去渣，取浓汁备用。

2　将活鲫鱼去鳞，剖腹，去内脏，洗净，放入锅中，加制何首乌浓汁和适量水，大火煮沸，撇去浮沫，加葱段、姜片，小火煮30分钟，加盐调味即成。

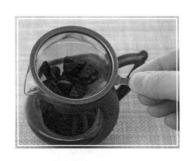

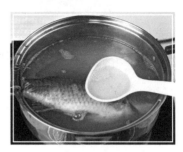

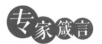

制何首乌为何首乌的炮制加工品。可补肝肾，益精血，乌须发，强筋骨，常用于血虚萎黄、眩晕耳鸣、须发早白、腰膝酸软、肢体麻木、神经衰弱、崩漏带下等。《开宝本草》说它"益血气，黑髭鬓，悦颜色，亦治妇人产后及带下诸疾"。《本草纲目》中说："肾主闭藏，肝主疏泄，此物（何首乌）气温味苦涩，苦补肾，温补肝，能收敛精气，所以能养血益肝，固精益肾，健筋骨，乌发，为滋补良药。"《药品化义》说它"益肝，敛血，滋阴。治腰膝软弱，筋骨酸痛"。

鲫鱼可补虚益气，利水除湿，搭配滋补肝肾的何首乌，适合血虚精亏、羸瘦乏力、营养不良、肾虚水肿及容颜憔悴、早衰、须发早白者食用。

大便溏泄者及有湿痰者不宜多吃。

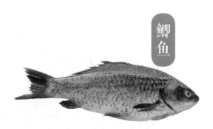

鲫鱼

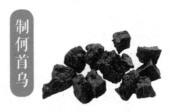

制何首乌

生何首乌有毒性，一定要用炮制过的制何首乌，且服用过量容易导致腹泻、呕吐甚至肝功能损伤，故不宜多服、久服。

羊肾杜仲五味汤

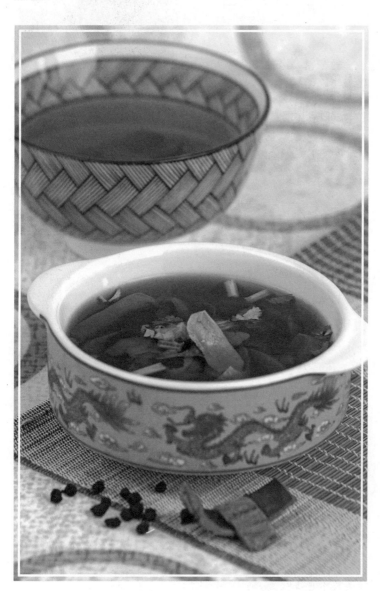

[出处]

《箧中方》。

[功效]

温阳固精，补肝肾，强筋骨，用于肝肾亏虚所致腰痛、筋骨痿软、阳痿、遗精等老年虚弱病症。

[材料]

羊肾100克，杜仲15克，五味子6克，香菜末少许。

[调料]

料酒、盐各适量。

[做法]

1 将羊肾去骚腺，切片，焯水，洗净。

2 锅中放入杜仲、五味子，加适量水，煮30分钟，滤渣取汤。

3 羊肾片放入锅中，倒入煎药汤汁、料酒和适量水，稍煮，加盐调味，盛入碗中，撒上香菜末即成。

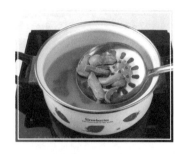

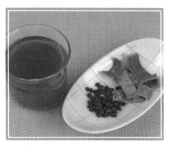

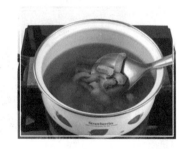

 专家箴言

　　羊肾即羊腰子，可补肾气，益精髓，用于肾虚劳损、腰脊疼痛、足膝痿弱、耳聋、阳痿、遗精、尿频等肾虚证。《名医别录》说它"补肾气，益精髓"。《鸡峰普济方》中记载："治老人肾脏虚寒，内肾结硬，虽服补药不入。羊肾子一对，杜仲一片。同煮熟，空心食之。令人内肾柔软，然后服补药。"

　　杜仲补肝肾，强筋骨，用于肾虚腰痛、筋骨无力、高血压等。《神农本草经》说它"主腰脊痛，补中益精气，坚筋骨，强志，除阴下痒湿，小便余沥"。《玉楸药解》说它"益肝肾，养筋骨，去关节湿淫。治腰膝酸痛，腿足拘挛"。

　　五味子收敛固涩，益气生津，补肾宁心，用于梦遗滑精、遗尿尿频、久泻不止、自汗盗汗、心悸失眠等。《神农本草经》说它"主益气，咳逆上气，劳伤羸瘦，补不足，强阴，益男子精"。

　　内有实热及阴虚火旺者不宜多吃。

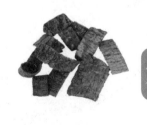 杜仲

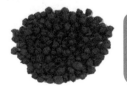 五味子

归参鳝鱼羹

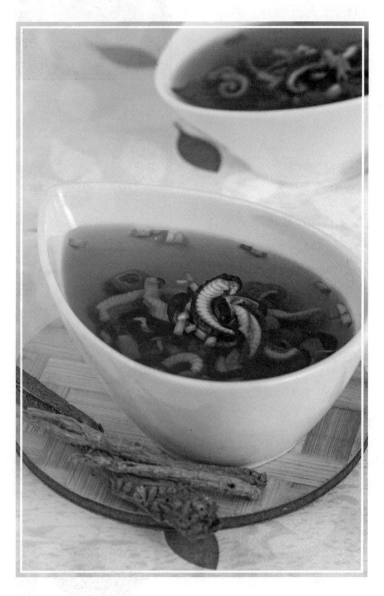

[出处]

《本经逢原》。

[功效]

补肝肾，养气血，壮筋骨，用于体虚乏力、筋骨痿软、贫血、头晕目眩、面色苍白、心悸失眠等。

[材料]

鳝鱼肉250克，当归、党参各15克。

[调料]

料酒、盐、胡椒粉各适量，香葱末少许。

[做法]

1　将鳝鱼肉洗净，切丝，焯水。

2　锅中放入当归、党参和适量水，煮30分钟，滤渣取汤。

3　鳝鱼丝放入锅中，倒入汤汁、料酒和适量水，煮10分钟，加盐、胡椒粉调味，盛入碗中，撒上香葱末即成。

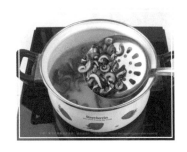

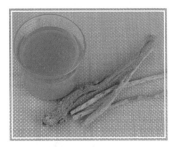

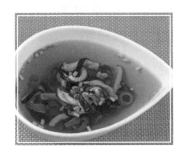

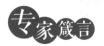 专家箴言

　　鳝鱼益气血，补肝肾，强筋骨，除风湿，常用于痨伤、贫血、风寒湿痹等。《名医别录》说它"主补中益血"。《滇南本草》说它"治痨伤，添精益髓，壮筋骨"。《神农本草经疏》中说："鳝鱼，甘温俱足，所以能补中益血。甘温能通经脉，疗风邪。"

　　当归补血，党参益气。二者常合用，起到气血双补的作用。

　　此方源于《本经逢原》中的"大力丸"。原方记载："大力丸。增力气。熊筋、虎骨、当归、人参等分。为末，酒蒸大鳝鱼，取肉捣烂为丸。每日空腹酒下两许。"此处减去熊筋、虎骨，用更为温和的党参代替人参，使之更宜日常食疗调养，补益气血、强壮筋骨、疗补虚弱的效果也很好。

　　虚热及外感病患者不宜多吃。

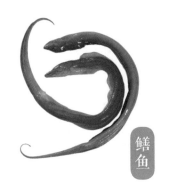

鳝鱼

猪肾枸杞羹

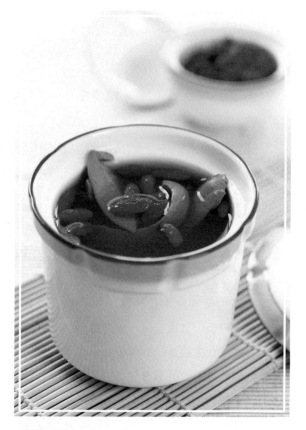

[出处]

《经验方》。

[功效]

补肾阳，添精血，用于虚劳羸瘦、精衰少力、肾虚腰痛、腿脚痿弱、头晕眼花、耳鸣、阳痿、遗尿等。

[材料]

枸杞子20克，猪肾100克。

[调料]

盐、豉汁各适量。

[做法]

1 猪肾洗净，切片，焯水。

2 锅中放入枸杞子和适量水，煮20分钟，放入猪肾片和调料，稍煮即成。

专家箴言

猪肾也叫猪腰子，可补肾益精，常用于肾虚所致的腰痛、耳聋、遗精、盗汗、水肿等。《名医别录》说它"和理肾气，通利膀胱"。《食疗本草》说它"主人肾虚"。《日华子本草》说它"补水脏，治耳聋"。

猪肾与补肝肾、益精血的枸杞子合用，能有效改善肝肾亏虚所致的各类虚弱、衰老病症，尤宜中老年体虚精衰者日常调补。

高血脂、高尿酸者不宜多吃动物内脏。

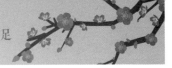

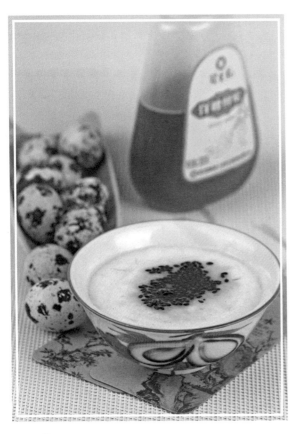

鹌鹑蛋羹

[出处]

民间验方。

[功效]

益精养血，滋补肝肾，用于肝肾阴虚所致体弱贫血、头晕耳鸣、健忘。

[材料]

鹌鹑蛋5个，熟黑芝麻15克。

[调料]

蜂蜜15克。

[做法]

1 将鹌鹑蛋打入蒸碗，加入适量水，搅打均匀。

2 蒸碗入蒸锅，大火蒸10分钟，取出，放入熟黑芝麻和蜂蜜，拌匀食用。

专家箴言

鹌鹑蛋可补气益血，强筋壮骨，治风湿，是各种虚弱劳损者及老人、儿童、孕妇的理想滋补食品，尤宜气血不足、贫血、营养不良、筋骨乏力、神经衰弱者补养。黑芝麻补肝肾，益精血，润肠燥，常用于贫血体虚、头晕眼花、耳鸣耳聋、须发早白、肠燥便秘、健忘等虚损症。蜂蜜补中益气，养阴润燥，又能调和口味。此方适合肝肾阴虚、贫血失养、虚弱早衰者常食。

痰湿、胀满、腹泻者不宜多吃。

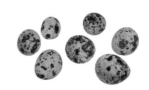

鹌鹑蛋

桑麻膏

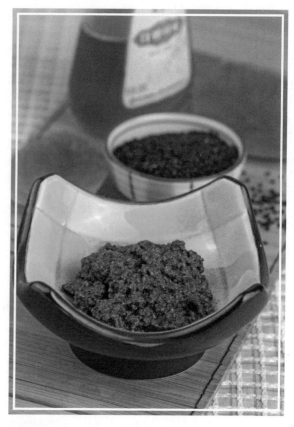

[出处]

《医级》。

[功效]

补益肝肾，清肝明目，用于肝阴不足所致头晕头痛、眼目昏花、皮肤失养。

[材料]

桑叶100克，黑芝麻50克。

[调料]

蜂蜜150克。

[做法]

1 将桑叶、黑芝麻共研成粉，倒入锅中，加适量水和蜂蜜，熬煮成膏，收储保存。

2 每次取15克，空腹时用盐汤、临睡时用温酒调食。

专家箴言

桑叶疏风清热，清肝润燥，凉血明目。一方面可以疏肝风，清肝火，用于风热上攻或肝火上炎所致的目赤肿痛；另一方面可以滋肝阴，清虚热，用于肝阴不足所致的头晕头痛、目赤昏花，常配滋养肝肾的黑芝麻同用。《本草撮要》中记载："桑叶……得黑芝麻炼蜜为丸，除湿祛风明目。"《医级》中记载："桑麻丸。治肝阴不足，眼目昏花，咳久不愈，肌肤甲错，麻痹不仁。"

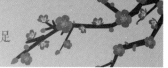

芝麻核桃糊

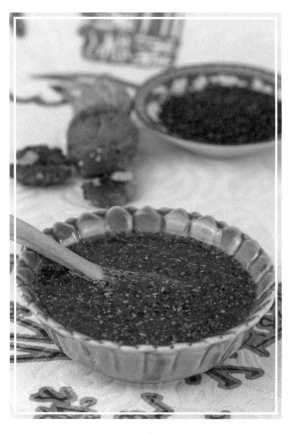

[出处]

民间验方。

[功效]

补肝肾，益精血，健脑力，美容颜，壮骨骼，抗衰老，用于虚劳精亏、容颜早衰。

[材料]

熟黑芝麻20克，熟核桃仁30克。

[调料]

白糖10克，淀粉适量。

[做法]

将熟黑芝麻、熟核桃仁分别捣碎，放入锅中，加适量水烧开，加白糖搅匀，用淀粉勾芡成糊状即可。

专家箴言

黑芝麻滋补肝肾，益精养血，明目乌发，润肤美容。核桃仁固肾气，壮骨骼，泽肌肤，健脑力，润肠燥，是抗衰老的良药。

此方适合虚劳精亏、瘦弱乏力、骨质疏松、皮肤干皱瘙痒、毛发干枯不润、齿落发脱、脑力衰退、头晕眼花、耳鸣耳聋、失眠健忘、尿频、阳痿、遗精、肠燥便秘者调养，尤宜中老年人防衰抗衰。

肠滑腹泻及肥胖者不宜多吃。

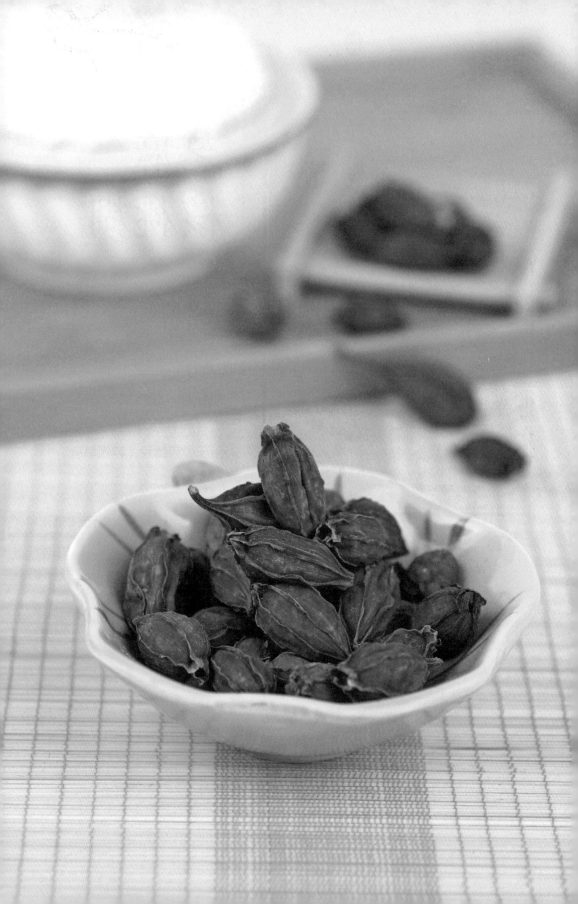

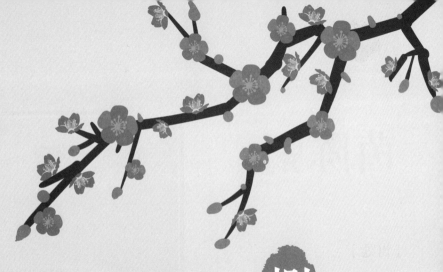

捌

清热利湿，

消除黄疸除腹水

茵陈粥

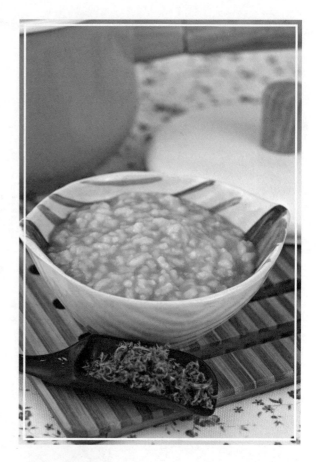

[出处]

《粥谱》。

[功效]

利湿热，退黄疸，用于湿热熏蒸所致急性传染性黄疸型肝炎、小便不利等。

[材料]

茵陈10克，粳米100克。

[调料]

白糖适量。

[做法]

1 将茵陈洗净，入砂锅加水煎煮，去渣留汤。

2 汤中倒入淘洗好的粳米，补足水分，煮粥至将熟时，加入白糖，再稍煮即可。

专家箴言

　　茵陈可清湿热，退黄疸，常用于黄疸尿少、湿疮瘙痒、传染性黄疸型肝炎。

　　此方尤宜湿热黄疸型肝炎患者调养，急性发作期及恢复期坚持服用7天，可护肝退黄，并可缓解肝脾肿大、食欲不振、饮食减少、小便不利、尿黄如浓茶色等症状。

　　非湿热所致黄疸者不宜食用。

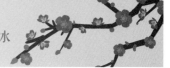

煨鲤鱼

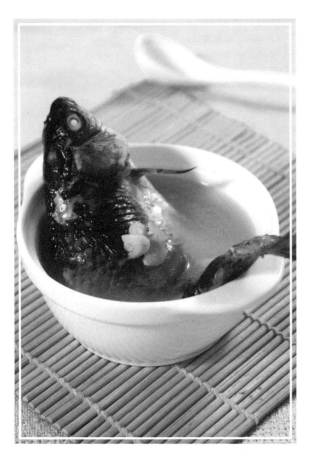

〔出处〕

《补缺肘后方》。

〔功效〕

健脾补虚，利水消肿，用于湿热黄疸型肝炎、水肿胀满、肝硬化腹水等。

〔材料〕

鲤鱼1条（约600克），葱段、姜片各20克，枸杞子少许。

〔调料〕

料酒、盐各适量。

〔做法〕

1 将鲤鱼处理干净，入油锅稍煎后捞出；枸杞子泡软。

2 锅中放入鲤鱼和适量水，煮沸后撇去浮沫，放入葱段、姜片和料酒，小火煮20分钟，加盐，大火煮5分钟，撒上枸杞子即成。

专家箴言

鲤鱼可健脾补虚，利水消肿，常用于水湿肿满、小便不利、脚气、黄疸等，对黄疸型肝炎、肝硬化浮肿或腹水、肾炎水肿等均有一定的食疗作用。《本草纲目》中说"鲤，其功长于利小便，故能消肿胀、黄疸、脚气、喘嗽、湿热之病"。《补缺肘后方》中记载此方治"肿满，身面皆洪大"。《吉林中草药》中记载此方治黄疸。

风热者不宜食用。

泥鳅炖豆腐

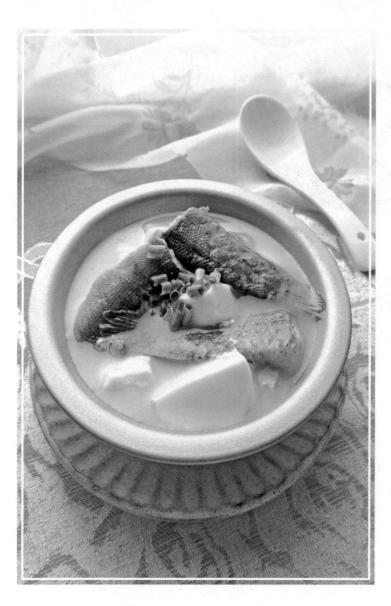

〔出处〕

《泉州本草》。

〔功效〕

补虚益气，清热解毒，利水退黄，用于湿热黄疸、小便不利、皮肤瘙痒、急慢性肝炎、肝硬化、肝腹水。

〔材料〕

泥鳅100克，豆腐150克。

〔调料〕

料酒、盐各适量，香葱末少许。

〔做法〕

1 将泥鳅处理净，入油锅稍煎后捞出；豆腐切块。

2 锅中放入泥鳅、豆腐和适量水，大火烧开，撇去浮沫，倒入料酒，小火煮15分钟，加盐，大火煮5分钟，盛入汤碗，撒上香葱末即成。

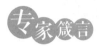

泥鳅

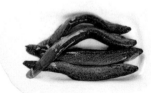

泥鳅补中益气，利尿除湿，解毒，常用于急、慢性传染性肝炎、水肿、皮肤瘙痒等。《滇南本草》说它"治诸疮百癣，通血脉而大补阴分"。泥鳅也是治疗肝病、胆囊疾病、泌尿系统疾病的食疗佳品。《泉州本草》记载："黄疸湿热，小便不利，泥鳅炖豆腐食。"《杏林春满集》记载："肝炎，泥鳅焙干，碾粉，每日3次，每次10克。"现代研究证实，泥鳅粉对促进黄疸消退及转氨酶下降效果明显，尤以急性肝炎更为显著，对肝功能其他项目的恢复也较一般保肝药物治疗为快，对迁延型和慢性肝炎患者也有较明显的改善肝功能作用。

豆腐可益气和中，生津润燥，清热解毒，常用于热毒赤眼、烦渴胀满。《食鉴本草》说它"宽中益气，和脾胃，下大肠浊气，消胀满"。《本草求真》说它"治胃火冲击，内热郁蒸，症见消渴、胀满。并治赤跟肿痛"。

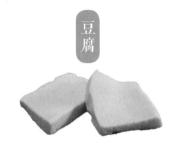
豆腐

此方能益气补虚，清热解毒，利水退黄，适合湿热黄疸型急性肝炎以及迁延型慢性肝炎、酒精肝、肝硬化者日常调养。如伴有腹胀水肿、小便不利、内热烦渴、食欲不振、皮肤瘙痒等症状，常食此方均有一定的缓解作用。

也可直接购买泥鳅粉，加在豆腐汤中一起食用，同样有效。

白茅根猪肉羹

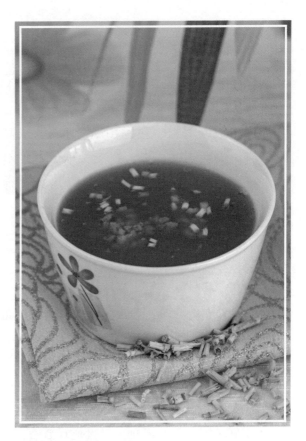

〔出处〕

《补缺肘后方》。

〔功效〕

清热利湿，补虚润燥，用于湿热内蕴所致的各类黄疸、小便不利等。

〔材料〕

白茅根20克，猪肉馅150克。

〔调料〕

酱油、料酒、淀粉、盐各适量，香葱末少许。

〔做法〕

1 将白茅根放入锅中，加水，煮20分，滤渣留汤。

2 汤中放入猪肉馅滑散，煮沸后撇去浮沫，倒入酱油、料酒煮5分钟，加盐，勾芡，撒上香葱末即成。

专家箴言

白茅根清热凉血，利尿消肿，常用于热病烦渴、黄疸、水肿、热淋涩痛及各类血热出血证。《本草纲目》说它"止吐衄诸血，伤寒哕逆，肺热喘急，水肿，黄疸，解酒毒"。《补缺肘后方》中记载："治黄疸、谷疸、酒疸、女疸、劳疸、黄汗（以上五疸及黄汗皆为湿热所致），生茅根一把。细切，以猪肉一斤，合作羹，尽啜食之。"

脾胃虚寒、尿多不渴者忌用白茅根。

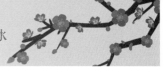

防疫
酒醋蛋

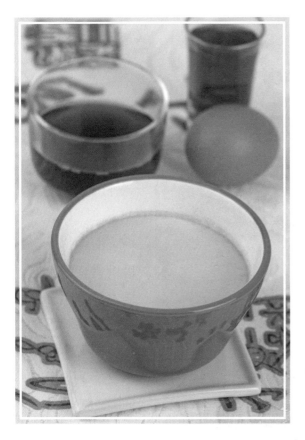

[出处]

《肘后备急方》。

[功效]

滋阴补血，安神除烦，解毒防疫，增强体质，用于预防急性黄疸型肝炎流行。

[材料]

鸡蛋2个。

[调料]

米醋、黄酒各20克，盐适量。

[做法]

1 鸡蛋打入蒸碗，倒入米醋、黄酒，加盐，搅匀。

2 蒸锅上火，烧上汽，放入蒸碗，蒸制10分钟即成。

专家箴言

　　鸡蛋可滋阴润燥，养血除烦，增强体质。醋能散瘀，止血，解毒，杀虫，常用于黄疸、黄汗、瘙痒、痈疽疮肿、结节等。《名医别录》说它"消痈肿，散水气，杀邪毒"。《本草纲目》说它"散瘀血。治黄疸、黄汗"。《随息居饮食谱》说它"开胃，养肝，强筋，暖骨，醒酒，消食，下气辟邪，解鱼蟹鳞介诸毒"。黄酒则有通血脉、散湿气、解肉菜毒的作用。此方对预防黄疸及病毒性肝炎均有效。

鲤鱼赤小豆汤

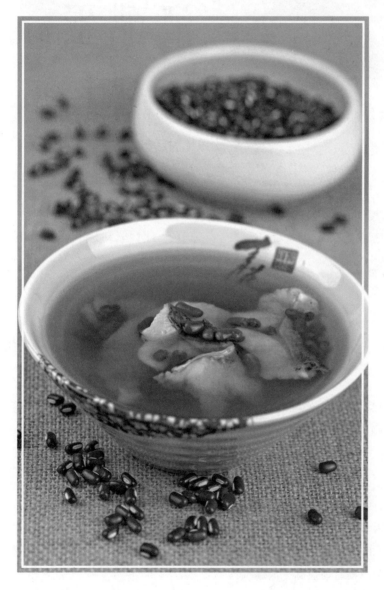

〔出处〕

《外台秘要》。

〔功效〕

健脾胃，利小便，消水肿，用于湿热黄疸、营养不良性水肿、肝硬化腹水、小便不利、脚气、痈肿疮脓等。

〔材料〕

净鲤鱼250克，赤小豆20克。

〔调料〕

料酒、淀粉、蒸鱼豉汁各15克。

［做法］

1 将鲤鱼肉洗净，切片，用料酒、淀粉抓匀上浆。

2 将赤小豆淘洗干净，倒入锅中，加适量水煮沸，改小火煮1小时。

3 放入鲤鱼肉片滑散，再煮沸时加入蒸鱼豉汁调味，稍煮即可。

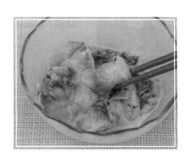

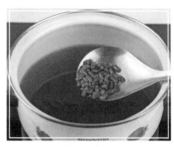

专家箴言

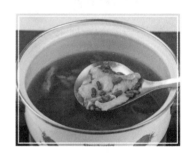

鲤鱼可健脾下气，利水消肿，用于水肿胀满、脚气、黄疸等。《本草纲目》说它"煮食，下水气，利小便"。

赤小豆可利水消肿，解毒排脓，常用于水肿胀满、脚气肢肿、黄疸尿赤、风湿热痹、痈肿疮毒等。《神农本草经》说它"主下水，排痈肿脓血"。

鲤鱼、赤小豆合用，更增强利水消肿之效。《外台秘要》中记载此方"治水病身肿"。《食疗本草》中说"（赤小豆）和鲤鱼烂煮食之，甚治脚气及大腹水肿"。

此方适合湿热所致黄疸、营养不良性水肿、肝硬化水肿或腹水、脚气、小便不利者食用，也可改善心胸烦热、脾胃虚弱、食欲不振、大便秘结、痈肿疮脓等症状。

尿频、尿多者不宜多吃。

赤小豆

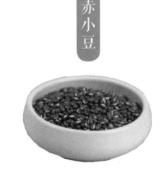

竹笋瓠瓜汤

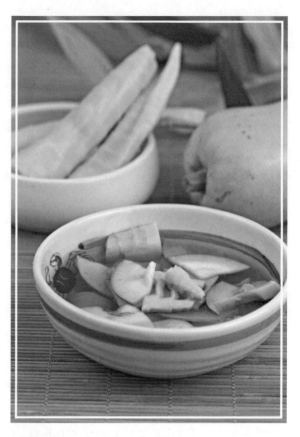

〔出处〕

民间验方。

〔功效〕

清热除烦，利尿消肿，用于湿热水肿及肝硬化、肾炎、心脏病等所致浮肿腹水。

〔材料〕

竹笋、瓠瓜各100克。

〔调料〕

生抽、香油各适量。

〔做法〕

将竹笋、瓠瓜分别洗净、切片，放入锅中，加适量水，煮10分钟，放入生抽、香油调味即可。

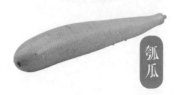
瓠瓜

专家箴言

竹笋清热消痰，利尿消肿。《本草纲目拾遗》说它"利九窍，通血脉，化痰涎，消食胀"。瓠瓜也叫苦瓠、蒲瓜，可利水清热，止渴除烦，常用于水肿腹胀、烦热口渴、疮毒。《唐本草》说它"通利水道，止渴消热"。《本草纲目》说它"治水肿、头面肿大……黄疸肿满"。《本草易读》说它"逐水通尿。消水肿浮肿，疗鼻塞黄疸。消诸痈疽，兼疗恶疮"。脾胃虚寒者不宜多吃。

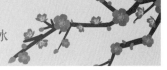

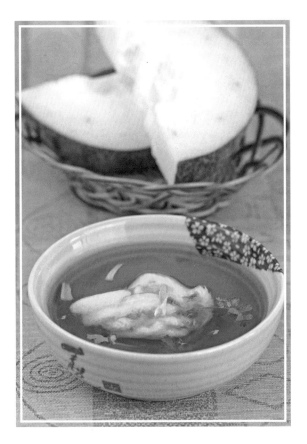

冬瓜瓤汤

[出处]

《圣济总录》。

[功效]

利水消肿，用于湿热水肿、烦渴、小便不利。

[材料]

冬瓜250克，香菜段少许。

[调料]

酱油、盐各适量。

[做法]

冬瓜取瓜瓤洗净，切大块，放入锅中，加适量水，煮汤至熟，加酱油、盐调味，撒上香菜段即可。此汤可代茶频饮。

专家箴言

　　冬瓜可清热利水，消肿解毒，生津除烦，常用于水肿胀满、小便不利、脚气等。《名医别录》说它"主治小腹水胀，利小便止渴"。《随息居饮食谱》说它"清热，养胃生津，涤秽治烦，消痈行水，治胀满，泻痢霍乱，解鱼、酒等毒……亦治水肿，消暑湿"。此方是利水消肿的常用方，可用于水肿轻症，湿热水肿者尤宜。

　　冬瓜偏寒凉，虚寒滑泄者不宜多食。

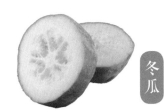

冬瓜

荸荠煎

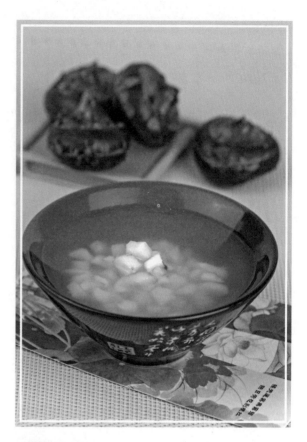

〔出处〕

《泉州本草》。

〔功效〕

清热凉肝，泻胃消积，通利小便，用于湿热黄疸、小便不利。

〔材料〕

荸荠120克。

〔做法〕

荸荠去皮，切丁，入锅加水，煎煮成汤饮服。

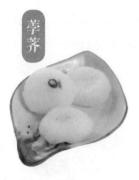

荸荠

虚寒及血虚者不宜多食。

专家箴言

荸荠可清热止渴，消积除胀，利湿化痰，常用于湿热黄疸、小便不利、热病烦渴等。《日用本草》说它："下五淋，泻胃热。"《本草再新》说它："清心降火，补肺凉肝，消食化痰。破积滞，利脓血。"《本草求真》说它"味甘性寒，则于在胸实热可除，而诸实胀满可消"。《泉州本草》记载："治黄疸湿热，小便不利，荸荠打碎，煎汤代茶，每次四两。"

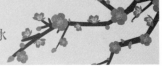

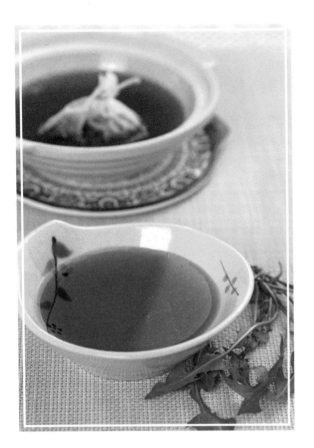

蒲公英饮

〔出处〕

《本草纲目》。

〔功效〕

清热解毒，消肿散结，利湿通淋，用于肝胆湿热毒火所致黄疸型肝炎、胆囊炎等。

〔材料〕

蒲公英15克（或鲜品30克）。

〔做法〕

将蒲公英装入料包，放入锅中，加适量水，小火煎煮15分钟，去料包，取汁饮用。

专家箴言

　　蒲公英也叫黄花地丁，可清热解毒，消肿散结，利尿通淋。《本草衍义补遗》说它"化热毒，消恶肿结核，解食毒，散滞气"。蒲公英煎汁或泡饮，可作为湿热黄疸型肝炎、胆囊炎、尿路感染者的辅助食疗品。因其有抗病毒作用，也常用于治疗病毒性肝炎。肝热所致乳房肿痛、目赤红肿、热毒疮痈者也宜饮用。

　　脾胃虚寒、便溏、腹泻者不宜多饮。

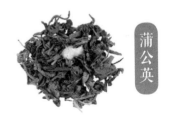

蒲公英

马齿苋饮

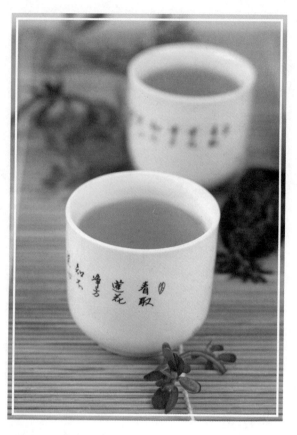

〔出处〕

《太平圣惠方》。

〔功效〕

清热解毒，祛湿消肿，用于急慢性肝炎、湿热黄疸型肝炎、小便热淋、脚气、浮肿。

〔材料〕

鲜马齿苋60克。

〔做法〕

将鲜马齿苋洗净，放入锅中，加适量水，煮15分钟，过滤取汁饮用。

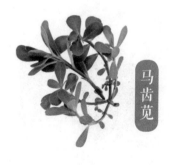

马齿苋

专家箴言

马齿苋可清热祛湿，散血消肿，利尿通淋。此饮适合湿热型黄疸、急慢性肝炎患者，可缓解身目黄、尿黄赤、便秘腹胀、口苦、肝脾肿大、胁痛等不适症状。此外，水肿、肠炎痢疾、便血、尿血、尿道炎、小便热淋、痈疮疔肿者也宜饮用。《开宝本草》说它"生捣绞汁服，当利下恶物"。《本草纲目》说它治"脚气浮肿，心腹胀满，小便涩少"。

脾虚便溏者不宜多饮，孕妇禁用。

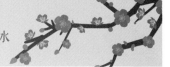

栀子茶

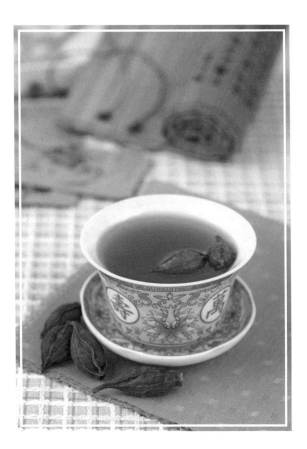

〔出处〕

《本草纲目》。

〔功效〕

泄热利湿，凉血清肝，用于肝胆湿热郁结所致黄疸、肝炎、高血压等。

〔材料〕

栀子15克，绿茶3克。

〔做法〕

将绿茶和栀子放入锅中，加800毫升水，煎煮至剩下400毫升，去渣取汁，分次温热饮用。

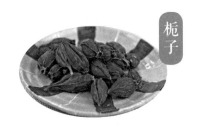

栀子

专家箴言

栀子可泻火除烦，清热利尿，凉血解毒，常用于热病心烦、黄疸尿赤、血淋涩痛、目赤肿痛等。《药性论》说它"利五淋，主中恶，通小便，解五种黄病，明目"。

此茶泻热利湿，善治黄疸，适合肝胆湿热郁结所致黄疸、面目皮肤发黄、疲倦乏力、饮食减少者常饮，也适合肝热所致高血压、头痛、头晕、心烦、热淋尿血者饮用。

脾虚便溏者不宜多饮。

玉米须茶

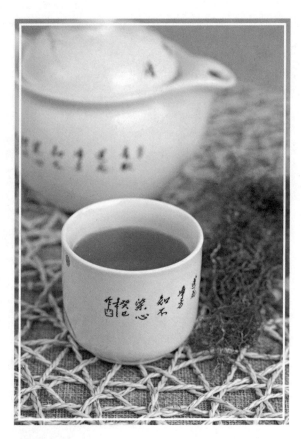

〔出处〕

《岭南采药录》。

〔功效〕

利水消肿，利胆退黄，用于湿热所致水肿、小便不利、黄疸、急慢性肝炎等。

〔材料〕

干玉米须10克。

〔做法〕

将玉米须放入杯中，以沸水冲泡，闷泡15分钟后饮用。可多次冲泡，代茶频饮。

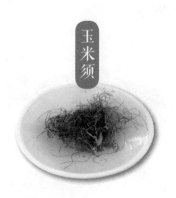

玉米须

专家箴言

玉米须为利尿药，有利水消肿、平肝利胆的功效，可通利小便，消水肿，退黄疸，降血压，常用于湿热黄疸、水肿、急慢性肝炎、小便不利、脚气、尿路结石、高血压等。《岭南采药录》说它"治小便淋沥砂石，苦痛不可忍，煎汤频服"。《四川中药志》说它"清血热，利小便。治黄疸，风热，出疹，吐血及红崩"。

尿频、尿多者不宜饮用。

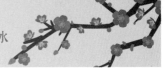

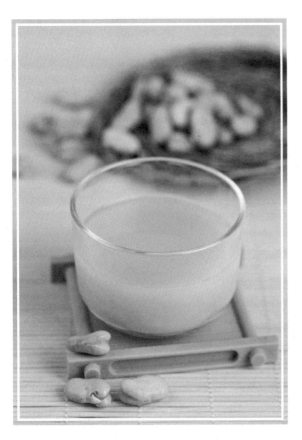

蚕豆汁

〔出处〕

《新修本草》。

〔功效〕

健脾利湿，用于湿热黄疸、面黄、目黄、小便黄赤以及脚气、水肿。

〔材料〕

蚕豆500克。

〔调料〕

白糖适量。

〔做法〕

将蚕豆去皮，洗净，先放入打汁机中，加适量水打成汁，再过滤出汤汁，加白糖饮用。

专家箴言

　　蚕豆也叫胡豆，可健脾利湿，利尿消肿，常用于小便不利、水肿、脚气、黄疸。《食物本草》说它"快胃，和脏腑"。《湖南药物志》说它"健脾，止血，利尿……治水肿"。如能用陈年蚕豆（至少3年），消水肿、退黄疸的效果更好。

　　蚕豆也常炖牛肉食用，或搭配冬瓜皮煎汁饮，均可起到治水胀、利水消肿的作用。

　　多食蚕豆易滞气，易腹胀气滞者少食。

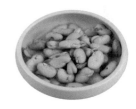

蚕豆

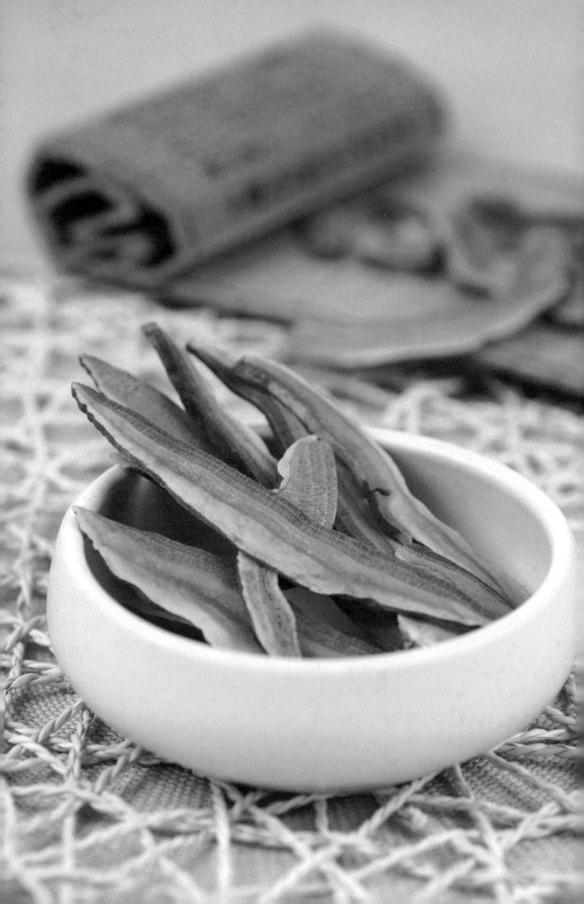

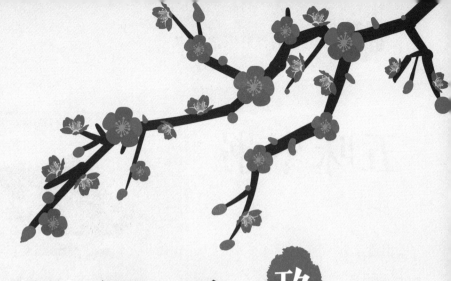

玖

柔肝保肝，慢性肝病重调养

用于慢性肝炎、酒精肝、脂肪肝、肝硬化、肝癌等。

五味枣粥

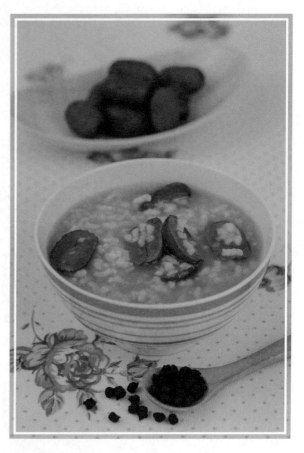

〔出处〕

民间验方。

〔功效〕

益肝养血，有助于修复受损
肝细胞，恢复肝功能，用于
无黄疸型肝炎、早期肝硬化。

〔材料〕

五味子、大枣各15克，粳米
100克。

〔调料〕

冰糖适量。

〔做法〕

将五味子捣碎，大枣去核，
劈破。二者与粳米一起放入
锅中，加适量水同煮成粥，
粥将成时调入冰糖，再稍煮
即可。

专家箴言

五味子可用于治疗无黄疸型传染性、慢性
肝炎，早期肝硬化，尤其对症状隐匿、肝气郁
结及肝脾不和者效果较好。五味子粉对传染性
肝炎有较明显的降低转氨酶作用，且奏效较快，
无明显副作用，适用类型较多。五味子搭配大
枣，可增强滋阴养血、柔肝健体的效果。

外有表邪、内有实热、湿盛中满、黄疸明
显者不宜多吃。

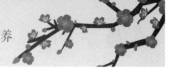

灵芝枸杞粥

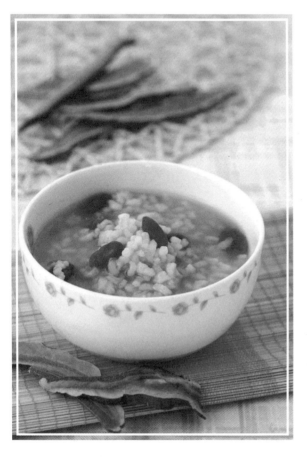

[出处]

民间验方。

[功效]

养肝补血，修复肝损伤，提高肝功能，增强免疫力，用于慢性肝炎、白细胞减少。

[材料]

粳米100克，灵芝粉、枸杞子各10克。

[调料]

白糖适量。

[做法]

砂锅中放入淘净好的粳米、灵芝粉和枸杞子，加适量水，煮30分钟，至粥成，放入白糖拌匀即可。

专家箴言

灵芝是滋补强壮、抗衰保健佳品，也是很好的保肝食疗品。现代研究证实，灵芝能减轻肝脏病理损害，促进肝细胞再生，降低转氨酶，减轻脂肪肝，有明显的保肝作用。其还有调节免疫、抗肿瘤、抗炎、抗辐射等作用。灵芝搭配补益肝肾、益精养血的枸杞子，尤宜慢性肝病患者及肝癌放化疗白细胞减少者作为日常主食调养。

有实证、热证者不宜多吃。

枸杞鸡蛋羹

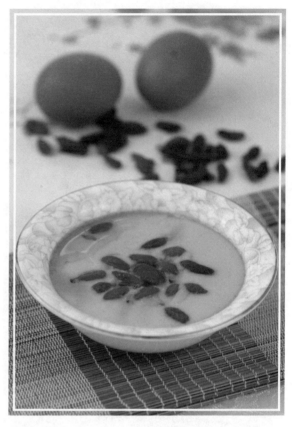

〔出处〕

民间验方。

〔功效〕

益肝阴，补血虚，修复肝损伤，提高肝功能，用于慢性肝炎、脂肪肝、肝硬化等肝病。

〔材料〕

枸杞子15克，鸡蛋2个。

〔调料〕

盐、香油各适量。

〔做法〕

1 枸杞子洗净，放入蒸碗中，用温水泡软，打入鸡蛋，加盐，搅打均匀。

2 蒸碗入蒸锅，大火蒸10分钟，取出淋香油即可。

专家箴言

枸杞子养肝滋肾，现代研究证实，其能轻度抑制脂肪在肝细胞内沉积，促进肝细胞新生，增强人体免疫力，起到抗脂肪肝、抗肿瘤、抗衰老等作用。枸杞子搭配滋阴养血的鸡蛋，能柔肝保肝，适合慢性肝炎、脂肪肝、肝硬化患者日常调养，肝血亏虚所致贫血头痛、精亏体乏、营养不良、早衰者也宜食用。

湿盛中满者不宜多吃。

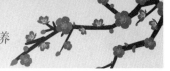

木耳海参汤

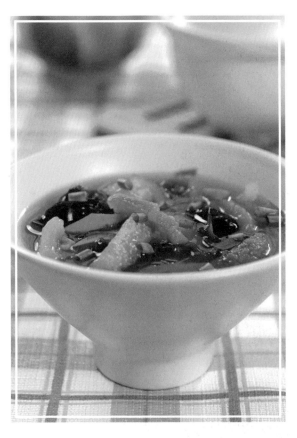

专家箴言

　　海参可补肾益精，养血润燥，是精血亏损、虚弱劳怯者的理想滋养品。海参还有增强免疫力、抗肿瘤及防治急性放射性损伤的作用，并可明显促进肝脏造血功能恢复，适合肝损伤、肝癌、放化疗治疗者调养。

　　黑木耳可补血润燥、凉血止血、抗炎、抗癌、降脂，与海参搭配合用，适合气血虚弱、肝损伤、脂肪肝、肝硬化、肝癌及有吐血者食用。

〔出处〕

《药性考》。

〔功效〕

养血润燥，增强免疫，抗肿瘤，抗辐射，用于脂肪肝、肝硬化及肝癌放化疗调养。

〔材料〕

水发海参100 克，水发木耳、胡萝卜各30 克，香葱末少许。

〔调料〕

生抽、香油各适量。

〔做法〕

1　将水发海参洗净，切成块；水发木耳择洗干净；胡萝卜洗净，切片。

2　锅中放入海参块、胡萝卜片和木耳，加水烧开，小火煮10分钟，加生抽调味，淋香油，撒上香葱末即可。

灵芝炖鸡

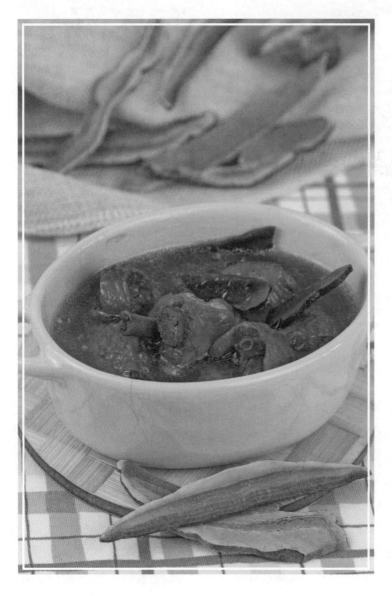

〔出处〕

民间验方。

〔功效〕

益肝养血，保肝抗衰，用于虚劳精亏、气血不足、神疲乏力及肝功能损伤、慢性肝炎、肝癌等肝病。

〔材料〕

灵芝30克，净鸡250克。

〔调料〕

葱段、姜片各15克，料酒、酱油、盐各适量。

［做法］

1 将鸡剁成块，焯水，洗净。

2 锅中放入鸡块和适量水，烧开后撇去浮沫，放入灵芝、葱段、姜片、料酒、酱油，小火煮1小时，加盐，继续煮10分钟即成。

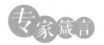

专家箴言

灵芝有明显的保肝养肝作用。可减轻肝脏损害，提高肝脏解毒功能，降低转氨酶，抗肿瘤，并对放射损伤有一定防护效应，可作为病毒性肝炎等各类肝病患者的日常保健良药。肝癌及放化疗患者常食也能改善不良反应，起到辅助治疗作用。《本草纲目》说它"疗虚劳"。

鸡肉温中补虚，养血填精，常用于虚劳羸瘦、病后虚弱、食少泄泻、水肿等。

灵芝搭配鸡肉，可补气血，疗虚羸，尤宜患肝病日久所致气血虚弱、体瘦津枯、食欲不振、神疲乏力者调养。

有实证、热证、外邪者不宜多吃。

延伸用法：灵芝甘草汤

［功效］

保肝强肾，用于虚证所致慢性迁延性肝炎、肝癌，改善肝功能损害、转氨酶反复波动、神疲乏力、腹胀食少等症状。

［材料］

灵芝6克，甘草5克。

［做法］

将灵芝和甘草一起研为细末，装入茶包后置于茶壶中，冲入沸水，盖闷20分钟后饮用。每日1剂，代茶频饮。

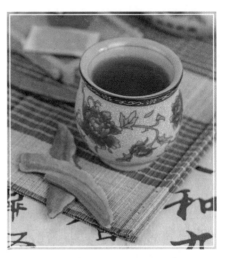

慢性活动性黄疸型肝炎者不宜多饮。

灵芝冰糖河蚌汤

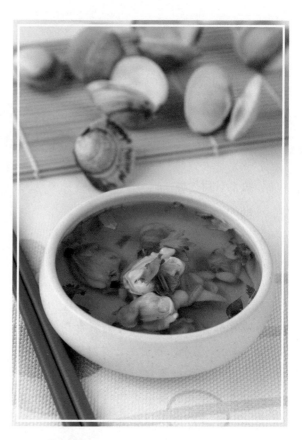

〔出处〕

民间验方。

〔功效〕

滋阴清热，养肝解毒，用于肝热、虚劳及各类肝病。

〔材料〕

灵芝10克，河蚌肉150克，香菜末少许。

〔调料〕

料酒、盐、胡椒粉各适量。

〔做法〕

1 将灵芝放入锅中，加适量水煎煮30分钟，去渣取汁。

2 河蚌肉洗净后放入锅中，倒入灵芝汁，补足水分，加料酒煮5分钟，加盐、胡椒粉调味，撒上香菜末即可。

专家箴言

　　河蚌也叫蚌肉，可清热滋阴，明目，解毒。《随息居饮食谱》中说："蚌，甘咸寒，清热滋阴，养肝凉血，息风解酒，明目定狂。"搭配灵芝食用，可增强滋阴养血的效果，适合病毒性肝炎、肝硬化、酒精肝、脂肪肝及化疗所致白细胞减少症者食用。阴血亏虚、面色无华、心悸头晕、体倦神疲、神经衰弱者也宜食用。

　　脾胃虚寒、腹胀、便溏者不宜多吃。

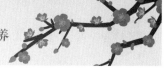

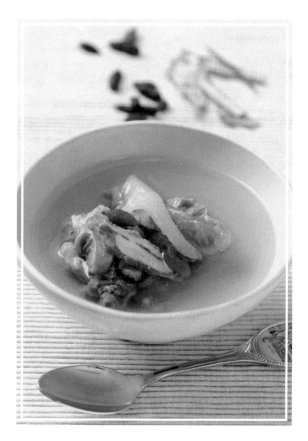

煮甲鱼汤

[出处]

《种杏仙方》。

[功效]

大补阴血，抑制肿瘤，增强免疫力，用于慢性肝炎、肝硬化、肝脾肿大、肝癌等。

[材料]

净甲鱼150克，当归、枸杞子各15克，鸡高汤适量。

[调料]

料酒15克，白糖5克，盐、鸡精各2克。

[做法]

1 将净甲鱼剁成块，焯水，洗净。

2 将甲鱼块、当归、枸杞子放入蒸碗，用鸡高汤化匀调料，倒入蒸碗。

3 将蒸碗放入蒸锅，大火蒸2小时即成。

专家箴言

甲鱼滋阴补虚，益肝养血，平肝息风，软坚散结，尤宜肝病患者。《日用本草》说它"大补阴虚"。《医林纂要》说它"治骨蒸劳热，吐血，衄血，肠风血痔，阴虚血热之证"。甲鱼搭配补血活血的当归和益精养血的枸杞子，养肝效果更佳，适合慢性肝炎、肝硬化、肝脾肿大、肝囊肿、肝癌者食用，也宜虚劳、贫血、久病体虚者调养。

外感实热、寒湿内盛、便溏、经血量多者及孕妇不宜食用。

海带紫菜蛤肉汤

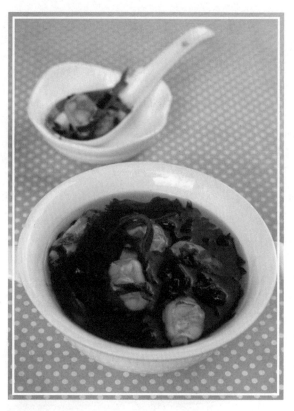

〔出处〕

民间验方。

〔功效〕

消痰利水，软坚散结，用于脂肪肝、肝硬化、肝癌、水肿、黄疸、颈淋巴结节等。

〔材料〕

海带50克，紫菜10克，蛤蜊肉100克。

〔调料〕

料酒、胡椒粉、盐各适量。

〔做法〕

1 蛤蜊肉洗净；海带丝洗净切段。

2 锅中放入海带丝、紫菜和适量水，煮5分钟，放入蛤蜊肉，加料酒，再煮沸时放盐、胡椒粉调味即可。

专家箴言

海带软坚化痰，利水泻热，用于人体各类结节、疝肿、水肿。《医林纂要》说它"补心行水，消痰软坚。消瘿瘤结核，攻寒热瘰疬，治脚气水肿，通噎膈"。紫菜化痰软坚，清热利尿，用于结节、脚气、水肿。《本草经集注》说它"治瘿瘤结气"。其还有提高免疫力、抗肝损伤、降血脂、抗肿瘤、抗辐射、抗白细胞降低的作用，非常适合各类肝病患者。蛤蜊滋阴利水，化痰软坚，也常用于水肿、黄疸、瘿瘤等。

虚寒腹泻者及孕妇不宜食用。

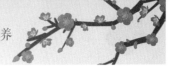

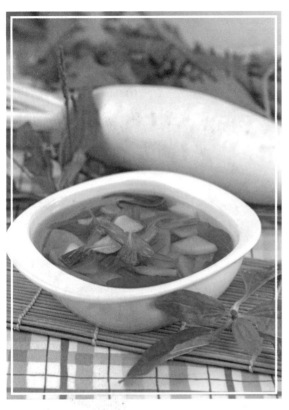

芹菜萝卜车前汤

[出处]

民间验方。

[功效]

平肝解毒，清热利湿，消炎止血，用于各类急慢性肝炎及肝热目赤、吐血、尿血。

[材料]

芹菜、萝卜各100克，鲜车前草30克。

[调料]

蜂蜜适量。

[做法]

1 芹菜、萝卜分别洗净、切片；车前草洗净。

2 以上材料放入锅中，加水煮成汤，调入蜂蜜即成。

专家箴言

　　芹菜平肝清热，祛风利水，解毒止血，能提高肝脏解毒能力，对肝热、肝风所致眩晕头痛、黄疸、吐血、尿血等皆有食疗效果。萝卜消积化痰，下气宽中，清热解毒，能缓解积滞腹胀、翻胃吐食、吐血、鼻血、气逆等。车前草清热利尿，凉血解毒，且有止血、抗炎及炎性水肿的作用，常用于肝热目赤、水肿尿少、热淋涩痛、吐血、鼻血、痈肿疮毒等。车前草冲剂对急性黄疸型及无黄疸型肝炎均有效。

　　脾胃虚寒腹泻者不宜多吃。

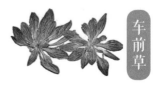

车前草

小蓟地黄藕汁

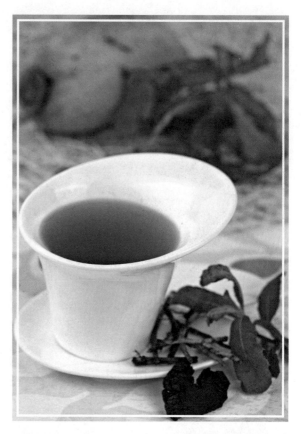

〔出处〕

《太平圣惠方》。

〔功效〕

清热生津，解毒止血，利尿除湿，用于急性黄疸型肝炎、慢性肝炎、肝热烦渴、口鼻出血、尿血等。

〔材料〕

生藕汁、生牛蒡汁、生地黄汁、小蓟根汁各50毫升。

〔调料〕

蜂蜜适量。

〔做法〕

将各材料倒入碗中，调入蜂蜜搅匀。随时含服。

专家箴言

生藕汁清热生津，凉血止血，散瘀除烦，尤宜热病烦渴、口鼻出血者。生牛蒡清热解毒，疏风消肿，可用于风热诸疮肿毒。生地黄清热凉血，养阴生津，适合阴虚内热、骨蒸劳热及吐血、鼻血者。小蓟根凉血止血，祛瘀消肿，多用于急性黄疸型肝炎、慢性肝炎及尿血。《太平圣惠方》记载此方"治心热吐血口干"。

虚寒腹泻者及孕妇不宜饮用。

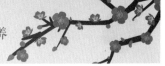

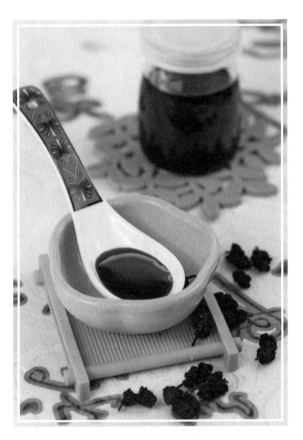

桑椹膏

〔出处〕

《千金月令》。

〔功效〕

滋阴补肝，养血润燥，生津利水，解毒消肿，用于肝炎、酒精肝、脂肪肝、肝硬化等肝病调养。

〔材料〕

桑椹500克，蜂蜜100克。

〔做法〕

1 桑椹放入锅内，加适量水，煎汁后去渣留汤。

2 倒入蜂蜜，小火熬成膏，装瓶储存。

3 每次取15克含服，每日2次。

专家箴言

　　桑椹补血滋阴，生津润燥，利水消肿，常用于肝肾阴亏所致眩晕耳鸣、津伤口渴、内热消渴、血虚便秘等。《本草纲目》说它"捣汁饮，解酒中毒，酿酒服，利水气，消肿"。此方适合慢性肝炎、肝硬化、脂肪肝、酒精肝等肝病患者常服，也适合因肝热所致头晕目眩、眼涩目赤、虚烦口渴、大便秘结者。

　　脾胃虚寒便溏者不宜多吃。

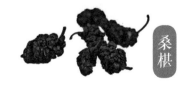

桑椹

花生冰糖汤

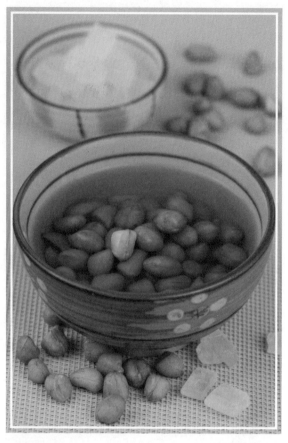

[出处]

民间验方。

[功效]

补血止血，用于急、慢性肝炎、肝硬化、肝病出血、贫血、肿瘤放化疗后白细胞减少等。

[材料]

带红衣花生仁30克。

[调料]

冰糖适量。

[做法]

将花生仁和冰糖一起放入锅中，加适量水，煮20分钟，连花生带汤一同倒出饮用。

专家箴言

　　花生有补血润燥的作用，而花生红衣是止血良药，可用于肝病出血，且能提高白细胞数量，缓解肿瘤出血及放化疗后白细胞减少。所以，花生仁应连同红衣一起食用。

　　此方适合血虚贫血及肝热出血者调养，肝炎、肝硬化、肿瘤放化疗后血常规异常（白细胞下降）者也宜饮用。

　　湿滞中满及肠滑便泄者不宜多吃。

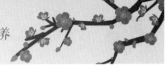

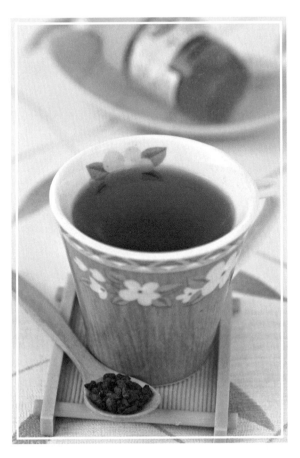

女贞蜂蜜饮

[出处]

《本草纲目》。

[功效]

滋补肝肾，养阴护肝，用于慢性肝炎、肝硬化长期调养，预防肝癌。

[材料]

女贞子20克，蜂蜜30克。

[做法]

将女贞子放入锅中，加适量水，用小火煎煮30分钟，滤渣，取汤汁，调入蜂蜜拌匀饮用。

专家箴言

女贞子滋补肝肾，明目乌发，常用于阴虚内热、眩晕耳鸣、须发早白、目暗不明。现代研究证实，其有抗肝损伤、抗炎症、抑制转氨酶升高、抗癌、抗突变的作用，适合慢性肝炎、肝硬化患者长期调养，并可预防肝癌发生。蜂蜜有助于补中润燥，柔肝解毒，对慢性肝病也有一定的辅助治疗作用。

脾胃虚寒泄泻及阳虚者不宜多吃。

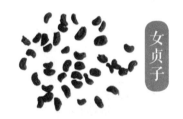

女贞子

枸杞胡萝卜饮

〔出处〕

民间验方。

〔功效〕

滋补肝阴，清热解毒，益精明目，用于贫血、脂肪肝、慢性肝炎、肝硬化、肝癌以及肝病所致眼疾。

〔材料〕

胡萝卜70克，枸杞子15克。

〔做法〕

1 将胡萝卜洗净，切丁；枸杞子泡软。

2 二者一同放入打汁机中，加适量水，搅打成汁饮用。

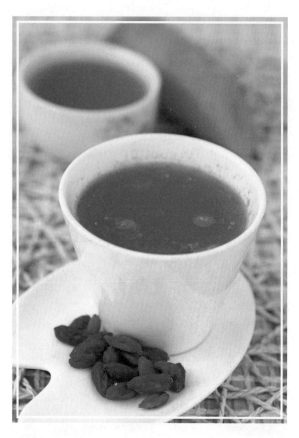

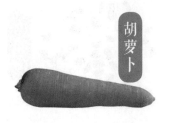

胡萝卜

专家箴言

　　胡萝卜能养血润燥，滋肝明目，清热解毒，并有抗炎、抗肿瘤、增强免疫力的作用，适合肝血亏虚所致贫血、眼睛干涩、皮肤瘙痒者以及脂肪肝、肝硬化、慢性肝炎、肝癌患者日常调养。枸杞子滋补肝肾，益精明目，也是各类肝病、眼病患者的常用保养品。此方尤宜因肝病所致眼睛干涩、目赤肿痛、眼底出血、视物不清、夜盲等眼疾者。

　　有黄疸者不宜多吃胡萝卜。

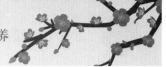

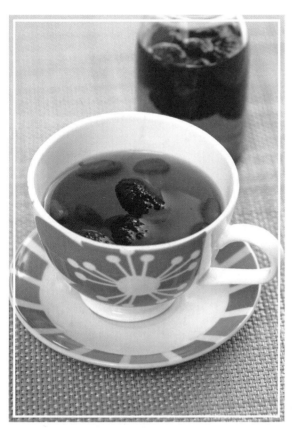

桑椹枸杞饮

〔出处〕

民间验方。

〔功效〕

养肝保肝，增强肝脏解毒功能，修复肝损伤，用于各类慢性肝病调养。

〔材料〕

桑椹20克，枸杞子10克。

〔调料〕

冰糖适量。

〔做法〕

1　桑椹、枸杞子放入锅中，加适量水，煎煮20分钟。

2　食材连汤倒入碗中，加冰糖拌匀饮用。

专家箴言

　　枸杞子和桑椹都是养肝保肝的良药，合用可增强肝脏解毒功能，对修复肝损伤、调养各类肝病均非常有益。

　　此方适合慢性肝炎、肝硬化、酒精肝、脂肪肝、肝癌等肝病患者保健饮用。疲乏劳倦、精血亏虚、用眼用脑过度、高血压、高血脂、动脉硬化者以及有眼底出血、视物不清等眼疾者也宜饮用。

　　脾虚腹泻便溏者不宜多饮。

乌梅
陈皮饮

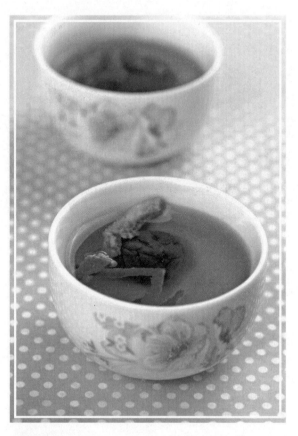

〔出处〕

民间验方。

〔功效〕

健脾柔肝，理气解郁，增食欲，止吐泻，解酒毒，用于肝胃气痛、食欲不振、呕逆吐泻以及肝炎、肝硬化、脂肪肝、酒精肝等肝病。

〔材料〕

乌梅10克，陈皮6克。

〔调料〕

冰糖适量。

〔做法〕

将乌梅、陈皮和冰糖放入茶壶中，冲入沸水，浸泡15分钟后即可饮用。每日1剂，代茶频饮。

专家箴言

乌梅有增强免疫力、抗炎抑菌的作用，是防治传染病的良药，对病毒性肝炎也有一定的防疫作用。乌梅还能消酒毒、开胃止呕，适合饮酒伤肝、食欲不振、上吐下泻者保养。陈皮行气解郁，疏肝理气，善治肝胃不和所致气痛、烦闷、食少吐泻等。此方味酸入肝，能生津液、敛虚火、疏肝郁、化肝燥、解肝毒，非常适合各类肝病患者调养。

有实邪及胃酸过多者不宜多饮。

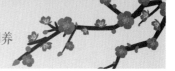

玫瑰柑橘茶

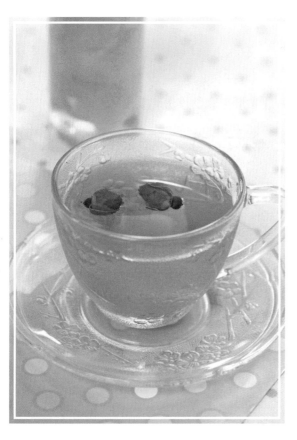

〔专家箴言〕

　　柑橘酸味入肝，可理气解郁，化痰行气，解酒消积，有助于提高肝脏解毒能力。

　　柑橘搭配行气解郁的玫瑰花，可柔肝理气、疏肝解郁，缓解肝郁气滞、胸胁胀痛、心情烦闷不舒等症状，适合慢性肝炎、肝硬化、脂肪肝、酒精肝等各类肝病患者日常保养。

　　阴虚火旺者及孕妇不宜饮用。

〔出处〕

民间验方。

〔功效〕

柔肝理气，疏肝解郁，解毒醒酒，用于肝郁不舒、肝胃气痛、慢性肝炎、肝硬化、酒精肝等慢性肝病。

〔材料〕

干玫瑰花6克，柑橘3瓣。

〔调料〕

冰糖适量。

〔做法〕

将玫瑰花、柑橘、冰糖一起放入杯中，冲入沸水冲泡15分钟后饮用。每日可多次冲泡，代茶频饮。

图书在版编目（CIP）数据

古方中的保肝家常菜 / 余瀛鳌，陈思燕编著 . —北京：
中国中医药出版社，2020.9
（简易古食方护佑全家人丛书）
ISBN 978 - 7 - 5132 - 6249 - 1

Ⅰ . ①古… Ⅱ . ①余… ②陈… Ⅲ . ①柔肝 - 食物疗法 - 菜谱
Ⅳ . ① R256.405 ② TS972.161
中国版本图书馆 CIP 数据核字（2020）第 094904 号

中国中医药出版社出版

北京经济技术开发区科创十三街 31 号院二区 8 号楼
邮政编码 100176
传真 010-64405750
河北新华第二印刷有限责任公司印刷
各地新华书店经销

开本 710×1000 1/16 印张 13 字数 140 千字
2020 年 9 月第 1 版 2020 年 9 月第 1 次印刷
书号 ISBN 978 - 7 - 5132 - 6249 - 1

定价 59.00 元
网址 www.cptcm.com

社长热线 010-64405720
购书热线 010-89535836
维权打假 010-64405753

微信服务号 zgzyycbs
微商城网址 https：//kdt.im/LIdUGr
官方微博 http：//e.weibo.com/cptcm
天猫旗舰店网址 https：//zgzyycbs.tmall.com

如有印装质量问题请与本社出版部联系（010-64405510）